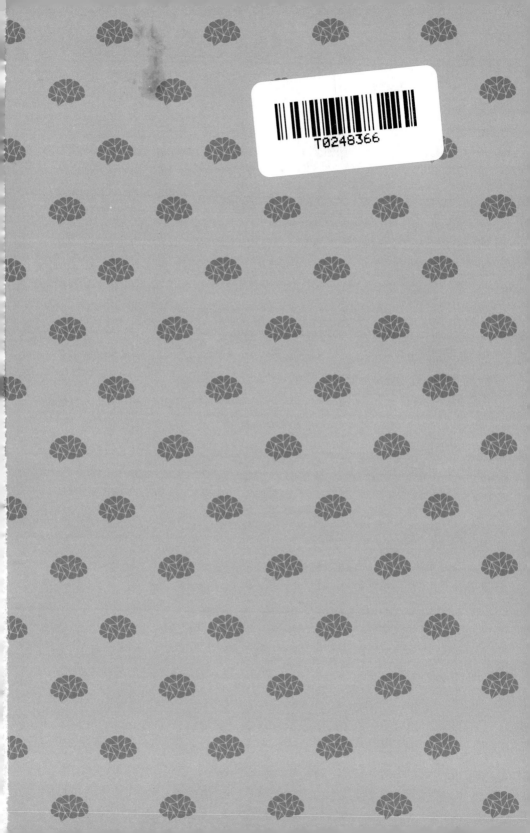

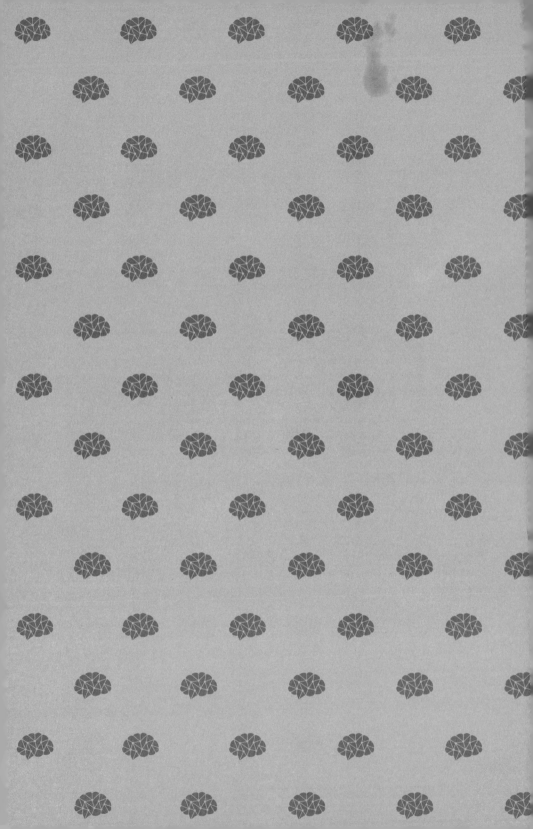

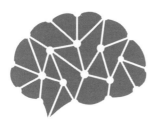

NEURO-DEGENERACIÓN Y ALZHÉIMER

AVANCES TECNOLÓGICOS Y DE INVESTIGACIÓN PARA SU PREVENCIÓN Y TRATAMIENTO

Dr. Arcadi Navarro Cuartiellas y
Dra. Nina Gramunt Fombuena

Prólogo del Dr. Santiago de Torres

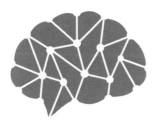

NEURO-DEGENERACIÓN Y ALZHÉIMER

AVANCES TECNOLÓGICOS Y DE INVESTIGACIÓN PARA SU PREVENCIÓN Y TRATAMIENTO

MADRID | CIUDAD DE MÉXICO | BUENOS AIRES | BOGOTÁ
LONDRES | SHANGHÁI

Colección Health Tech de LID Editorial
Editorial Almuzara S.L.
Parque Logístico de Córdoba, Ctra. Palma del Río, Km 4, Oficina 3
14005 Córdoba.
www.LIDeditorial.com
www.almuzaralibros.com

A member of:

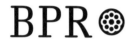

businesspublishersroundtable.com

EAN-ISBN13: 978-84-11317-49-8
Directora editorial: Laura Madrigal
Editora de mesa: Paloma Albarracín
Corrección: Paloma Albarracín
Maquetación: www.produccioneditorial.com
Diseño de portada: Juan Ramón Batista
Impresión: Cofás, S.A.
Depósito legal: CO-941-2024

Impreso en España / Printed in Spain

Primera edición: mayo de 2024

Te escuchamos. Escríbenos con tus sugerencias, dudas, errores que veas o lo que tú quieras. Te contestaremos, seguro: *info@lidbusinessmedia.com*

Sobre la colección Health Tech

En un sector como el de la sanidad, que crece de forma exponencial con enormes dificultades para asegurar su viabilidad, las nuevas tecnologías junto con la inteligencia artificial y la gestión de millones de datos permitirán que vuelva a ser a un sector viable y sostenible.

La colección Health Tech dará respuestas a los profesionales del sector —incluso, a estudiantes de este— y a todas aquellas personas interesadas en conocer hacia dónde avanza

el futuro tanto de la salud como de la sanidad gracias a la irrupción de las nuevas tecnologías, la salud digital, la inteligencia artificial, el big data, el blockchain, la telemedicina...

Los títulos que contiene la colección abordan áreas del conocimiento de esta simbiosis entre la *health* y la *tech* y muestran cómo la irrupción de estas nuevas herramientas ofrece al sector de la salud nuevas capacidades de intervención que eran inimaginables hace unas décadas.

Dr. Santiago de Torres
Director de la colección Health Tech
y presidente de Atrys Health

Índice

Agradecimientos

Por exhaustivo que se quiera ser, es difícil no dejarse a nadie a quien hay que agradecer. A sabiendas de que este libro es fruto de muchas contribuciones y sinergias, queremos ser explícitos en los siguientes agradecimientos.

Gracias a Santiago de Torres por la oportunidad que nos ha brindado de liderar y coordinar este libro y a LID Editorial por promover la colección Health Tech de la que pasa a formar parte. El proceso de elaboración ha sido una oportunidad excelente para integrar los conocimientos de diversas personas que dedican su labor profesional diaria a avanzar en el conocimiento de la enfermedad de Alzheimer y de otras enfermedades neurodegenerativas.

Gracias a las investigadoras y los investigadores que han participado en cada uno de los capítulos. Y gracias también a cada una de las personas con las que colaboran en sus equipos de investigación. Sin una contribución tan completa, no sería posible tanto progreso.

Gracias a todas las personas que participan voluntaria y desinteresadamente en los estudios de investigación del Barcelonaβeta Brain Research Center y, por extensión, a todas las que lo hacen en cualquier lugar del mundo.

Gracias a todo el equipo de la Fundación Pasqual Maragall por el esfuerzo continuado y el empeño en hacer que lo que su fundador expresó en su momento llegue a ser una realidad porque, efectivamente: «En ningún lugar está escrito que el alzhéimer sea invencible».

Gracias a quienes depositan la confianza en el trabajo y el esfuerzo de la investigación y que dan innumerables muestras de apoyo.

Gracias a las personas que tienen este libro en sus manos y se disponen a leerlo, confiando en que no les va a defraudar. ¡Deseamos que así sea!

Arcadi Navarro Cuartiellas y
Nina Gramunt Fombuena

Lista de abreviaturas

ADCS	*Adult Children Study*
ADDI	*Alzheimer's Disease Data Initiative*
ADNI	*Alzheimer's Disease Neuroimaging Initiative*
ADSP	*Alzheimer's Disease Sequencing Project*
AIBL	*Australian Imaging Biomarker and Lifestyle*
AMS	Atrofia multisistémica
APOE	Apolipoproteína E
APP	Proteína precursora de amiloide
Aβ	Beta-amiloide
B12	Cobalamina
B6	Piridoxina
B9	Ácido fólico
BBRC	*Barcelonaβeta Brain Research Center*
BDNF	Factor neurotrófico derivado del cerebro
CAIDE	*Cardiovascular Risk Factors, Ageing and Dementia*
CNIC	Centro Nacional de Investigaciones Cardiovasculares
COACH	*Cognitive Orthosis for Assisting aCtivities at Home*
CSIC	Centro Superior de Investigaciones Científicas
DCL	Demencia por cuerpos de Lewy
DFT	Demencia frontotemporal
DHA	Ácido docosahexaenoico

DLFT	Degeneración lobular frontotemporal
EHDS	Espacio Europeo de Datos de Salud, siglas en inglés
ELA	Esclerosis lateral amiotrófica
EMA	Agencia Europea del Medicamento, siglas en inglés
EMIF	*European Medical Information Framework*
EPAD	*European Prevention of Alzheimer's Dementia*
FACEHBI	Fundació ACE *Healthy Brain Initiative*
FDA	*Food and Drug Administration*
FDG	Fluorodesoxiglucosa
GAAIN	*Global Alzheimer's Association Interactive Network*
GDPR	Reglamento General de Protección de Datos, siglas en inglés
GDS	*Global Deterioration Scale*
GFAP	Proteína acídica fibrilar glial
hiPSCs	human-induced pluripotent stem cells
HTA	Hipertensión arterial
IA	Inteligencia artificial
IL1β	Interleucina 1 beta
IMC	Índice de masa corporal
IMIM	Instituto Hospital del Mar de Investigaciones Médicas
IoT	Internet de las cosas, siglas en inglés
ISGlobal	Instituto de Salud Global de Barcelona
LATE	*Limbic-predominant age-related TDP-43 encephalopathy*
LCR	Líquido cefalorraquídeo
MCI	*Mild Cognitive Impairment*
ML	*machine learning*
NACC	*National Alzheimer's Coordinating Center*
NFL	Neurofilamento ligero
NIA	*National Institute on Aging*
NIH	*National Institute of Health*
NO2	Nitrógeno
OMS	Organización Mundial de la Salud
PET	Tomografía por Emisión de Positrones
PGA	Gipuzkoa Alzheimer
PM10	Partículas en suspensión del aire de menos de 10 μm de diámetro

PM2.5	Partículas en suspensión del aire de menos de 2.5 μm de diámetro
PSEN1	Presenilina 1
PSEN2	Presenilina 2
p-tau	Tau fosforilada
REM	*Rapid eye movements*
RGPD	Regulación General de Protección de Datos
RM	Resonancia magnética
RWD	*Real World Data*
SCD	Declive cognitivo subjetivo, del inglés
SV2A	*Synaptic vesicle glycoprotein 2A*
TAC	Tomografía Axial Computarizada
TME	Tratamientos Modificadores de la Enfermedad
UE	Unión Europea
WRAP	*Wisconsin Registry for Alzheimer's Prevention Program*
WW-FINGERS	*Worldwide Fingers*

Prólogo

El libro que el lector tiene entre sus manos es el cuarto título de la colección Health Tech.

Es una obra que nos ofrece una información detallada, rigurosa y accesible sobre las enfermedades neurodegenerativas, haciendo hincapié en la del alzhéimer.

Es un libro de esperanza, porque presenta perspectivas a medio plazo de avances en el diagnóstico precoz y en tratamientos que retrasan la aparición de los signos clínicos de la enfermedad.

El 79 % de la población española considera que el alzhéimer es el principal problema al que se enfrentan las personas mayores, las cifras son alarmantes. El alzhéimer u otras causas de demencia afectan a un tercio de las personas mayores de 85 años y la progresión del envejecimiento incrementa día a día esa tendencia.

En la Unión Europea el grupo de personas mayores de 80 años representa ya el 6 % del total de la población.

El libro nos describe de forma clara los factores de riesgo que favorecen desarrollar la enfermedad, como son la edad, la genética, los antecedentes personales de salud y los hábitos de vida. Nos indica a renglón seguido lo que cada persona afectada puede hacer para retrasar la aparición de las manifestaciones de la enfermedad. Cómo deben modificarse determinados hábitos y estilos de vida para enlentecer el proceso de esta.

De especial relevancia son los capítulos dedicados al diagnóstico, cómo se está avanzando desde los métodos al uso, punción lumbar y resonancia magnética, hacia los biomarcadores biológicos en sangre, los biomarcadores digitales pasivos y los que sirviéndose del habla pueden deducir sintomatología bastante precisa.

En cuanto al ámbito del tratamiento, estamos viviendo un momento muy relevante ante los nuevos fármacos modificadores de la enfermedad, y cómo las nuevas tecnologías aportan mucho a estos avances, desde el *big data* que permite analizar miles de datos provenientes de los pacientes, pasando por el *open data* que facilita la compartición de los datos hasta la inteligencia artificial que acelera el análisis de la información obtenida, integrando correlaciones y factores de riesgo de la evolución del alzhéimer.

Mención especial se hace al papel tan relevante de los que cuidan a estas personas enfermas, los y las cuidadoras, cómo protegerlos del desgaste de la convivencia, cómo cuidar a las personas cuidadoras que son los verdaderos soportes de las personas afectadas por las diversas demencias.

Como se destaca en la obra: «Todo indica que en un futuro cercano estarán disponibles los primeros tratamientos capaces de frenar la progresión de la enfermedad en nuestro entorno».

Los autores de este libro proceden de la Fundación Pasqual Maragall, uno de los centros dedicados a la investigación de la enfermedad más prestigiosos a nivel internacional, en el que trabajan varios equipos de disciplinas diferentes y complementarias.

El doctor Arcadi Navarro, director de la Fundación, y la neuropsicóloga Nina Gramunt han coordinado un equipo multidisciplinar que han aportado desde su especialidad los diversos capítulos de la obra.

Libro necesario e imprescindible que clarifica muchos aspectos de este grupo de enfermedades, que ofrece información útil y rigurosa, y que como ya he indicado abre una ventana a la esperanza ante un grupo de patologías que afectan a más de 900 000 personas de nuestro país.

Doctor Santiago de Torres
Director de la colección Health Tech
y presidente de Atrys Health

Introducción

Por un futuro sin alzhéimer ni otras enfermedades neurodegenerativas

Arcadi Navarro Cuartiellas

El aumento de la esperanza de vida es un logro que merece ser celebrado, un hito en la historia de la humanidad que nos invita a reflexionar sobre cómo vivimos y cómo cuidamos de nuestra salud a lo largo de los años. Sin embargo, esta longevidad solo puede valorarse como un éxito si viene acompañada de calidad de vida; especialmente, en lo que respecta a la salud del cerebro. De no hallarse soluciones efectivas, las enfermedades neurodegenerativas, el alzhéimer como la más prevalente y las demencias en general, amenazan con derivar en algo insostenible a nivel económico, sanitario y social.

En este libro, *Neurodegeneración y Alzheimer. Avances tecnológicos y de investigación para la prevención y el tratamiento*, nos sumergimos en el complejo mundo de las enfermedades neurodegenerativas con un enfoque especial en el alzhéimer, no solo por su principal prevalencia entre ellas, sino también por ser una de las afecciones de salud más desafiantes al éxito de la longevidad. Solo por detrás del cáncer, el alzhéimer o cualquier otra causa de demencia es la afección de salud que más se teme llegar a padecer en España (afirmado por un 62 % de la población) y el 79 % considera que es el principal problema de salud al que se enfrentan las personas mayores, como demuestran los resultados de una encuesta reciente realizada por la Fundación Pasqual Maragall[1]. En el caso de una encuesta mundial realizada en 2019 por la Alzheimer's Disease International (ADI)[2] el 78 % de la población encuestada contestó que temía desarrollar demencia a lo largo de su vida y dos de cada tres indicaron que creían que era una consecuencia normal de la edad, pero también por un 62 % de médicos que respondieron.

Otros datos de la encuesta de la Fundación Pasqual Maragall demuestran que, en general, la población española posee información acertada sobre aspectos básicos de la enfermedad de Alzheimer, aunque persisten bolsas de desconocimiento en cuestiones importantes. Destacamos algunas de ellas en las que, entre muchas otras cuestiones, profundizaremos a lo largo del libro e iremos arrojando luz sobre su veracidad o falta de ella, según lo que sabemos hoy en día:

- Es ampliamente conocido por la población que el alzhéimer no se puede curar con medicación específica, pero el 22 % piensa que sí y cerca de un 40 % considera que sí la hay para su prevención; otro tanto cree que algunos suplementos alimenticios o terapias alternativas pueden detener el avance de la enfermedad, algo totalmente falso.

- Poco más de la mitad de la población opina, de manera acertada, que un estilo de vida saludable influye en el desarrollo de la enfermedad de Alzheimer. En el caso de la encuesta de la ADI, un 54 % de los participantes consideran que los factores relacionados con el estilo de vida juegan un papel en el posible desarrollo de alguna demencia.

- Hasta 4 de cada 10 personas de la población española piensa que quienes mantienen una mente activa no desarrollan alzhéimer, algo que no es así, pero hay que aclarar acerca del efecto positivo que sí ejerce la actividad cognitiva en la salud cerebral.

- Un 45 % de la población española considera que desarrollar alzhéimer forma parte del proceso de envejecer. Veremos que el envejecimiento es el principal factor de riesgo para desarrollar esta y otras enfermedades neurodegenerativas, pero no una consecuencia inevitable de cumplir años.

- Un 57 % cree que la enfermedad de Alzheimer es hereditaria. Es importante explicar, como haremos, que hay factores genéticos que influyen en el desarrollo del alzhéimer pero que, en su inmensa mayoría, no son determinantes.

Sabemos, pues, que hay bolsas de desinformación que tienen que ser abordadas para incrementar el nivel de conocimiento de la población sobre el alzhéimer y otras enfermedades neurodegenerativas. Por un lado, la información rigurosa, de calidad y sustentada por datos científicos y conocimiento profesional solvente es una poderosa herramienta para abordar las dificultades que acompañan a este tipo de procesos que tan significativamente impactan el bienestar y la calidad de vida de tantas personas. Es más, no disponer de este tipo de información puede afectar al retraso en su diagnóstico y en la recepción del tratamiento y el apoyo adecuados. Disponer de buena información es clave para desterrar mitos y falsas creencias, que a menudo actúan como barreras a la empatía y la inclusión.

Por todo lo expuesto y por contribuir a esta promoción de información y divulgación sobre enfermedades neurodegenerativas como el alzhéimer, este libro nos adentrará en un sendero que, capítulo tras capítulo, nos llevará a profundizar sobre los siguientes aspectos:

- La longevidad por sí sola no garantiza la calidad de vida al envejecer, en especial, cuando nos enfrentamos al riesgo de enfermedades que afectan a nuestra salud cerebral.

- Adentrándonos en el terreno de las enfermedades neurode-generativas, comprenderemos un poco más qué son y hablaremos de algunas de ellas para enfocarnos en el alzhéimer desde su origen y avance histórico hasta el panorama actual.

- Veremos cómo es el envejecimiento cognitivo y cómo se distingue del deterioro cognitivo que puede derivar en demencia. Daremos respuesta a preguntas como: ¿Qué es demencia?, ¿cuáles son sus causas?, o ¿qué tipos hay?

- Profundizaremos en las técnicas actuales de diagnóstico del alzhéimer, tras ver que tiene unas características neuropatológicas muy definidas. También hablaremos de los tratamientos y terapias disponibles en la actualidad y su impacto en el bienestar de las personas afectadas.

- Uno de los enfoques más importantes de la investigación es la prevención. Analizaremos las estrategias que pueden ayudar a reducir el riesgo de desarrollar alzhéimer y promover la salud cerebral a lo largo de toda la vida.

- Exploraremos los avances científicos actuales que están revolucionando nuestra comprensión del alzhéimer. Desde nuevos biomarcadores que permiten una detección cada vez más precoz a la perspectiva de terapias personalizadas. Veremos que están emergiendo los primeros tratamientos modificadores del curso neurobiológico y clínico de la enfermedad.

- Por último, nos sumergiremos en el emocionante, a la vez que retador, mundo de la tecnología y los datos aplicados al alzhéimer y otras causas de demencia. Desde el análisis de grandes conjuntos de datos hasta el desarrollo de aplicaciones, veremos cómo estas innovaciones allanan el camino hacia un futuro más esperanzador para las personas afectadas.

En la Fundación Pasqual Maragall trabajamos por un futuro libre de la enfermedad de Alzheimer y otras enfermedades neurodegenerativas, un futuro en el que el envejecimiento de la población se asocie a experiencias positivas y no esté estrechamente ligado al desarrollo de estas afecciones y a la aparición de deterioro cognitivo o de demencia. La prevención y la investigación son cruciales para conseguirlo.

A lo largo de este libro, esperamos no solo informar, sino también inspirar. Queremos desmitificar el alzhéimer y otras enfermedades neurodegenerativas, ofreciendo conocimientos sólidos y esperanza para aquellos que las enfrentan, así como para los investigadores y profesionales de la salud que trabajan incansablemente en la búsqueda de soluciones. Juntos, podemos avanzar hacia un futuro en el que la neurodegeneración ya no sea un destino inevitable, sino un desafío que podemos superar con determinación y ciencia.

1
La longevidad solo ha de ser un éxito

Nina Gramunt Fombuena y
Arcadi Navarro Cuartiellas

En las últimas décadas estamos asistiendo al progresivo fenómeno de la creciente longevidad de la población. No hace tantos años que superar ciertas barreras de edad estaba reservado a unas pocas personas privilegiadas, incluso podía ser considerado una proeza, mayor con cada década alcanzada: cumplir 70, 80, 90 años... Y de ahí hemos llegado hoy en día a que cumplir 100 años ya no suela ser motivo de titulares o de que las autoridades realicen una visita honorífica o de homenaje a quienes llegan a esa edad.

El envejecimiento demográfico, el aumento del promedio de edad de las personas de una población, es una evidencia a nivel mundial y un éxito colectivo, entre otras cosas, de la ciencia y los avances médicos.

1. El envejecimiento demográfico, ¿un desafío al bienestar?

La Organización Mundial de la Salud (OMS) estima que en 2020 había en el mundo un billón de personas mayores de 60 años, cifra que previsiblemente se verá doblada en 2050, y un tercio de estas personas vivirán en países de ingresos medios y bajos. También se prevé que se triplique para entonces el número de personas de 80 años o más, y llegue a 426 millones[1]. Específicamente en la población de la Unión Europea (UE), los datos demográficos ratifican esta tendencia al incremento de personas mayores y decremento de personas jóvenes. En el año 2020, el 21 % de la población de la UE tenía 65 años o más, un aumento de 5 puntos porcentuales desde el 16 % en 2001. Además, el grupo de personas mayores de 80 años casi se duplicó en ese período, pasando del 3.4 % a prácticamente el 6 %. En 2020 estos datos fueron casi idénticos para la población española (ver gráfico 1.1). Por otro lado, la proporción de jóvenes (0-19 años) disminuyó del 23 % en 2001 al 20 % en 2020[2].

Gráfico 1.1 Progresión porcentual del envejecimiento poblacional en España entre 2001 y 2020. Representación del porcentaje de personas mayores de 80 años

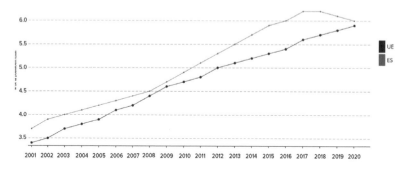

Fuente: *Una población envejecida.* Instituto Nacional de Estadística, basado en datos de Eurostat.

En este cambio demográfico tienen mucho que ver, y nos hemos de congratular por ello, los avances de la ciencia y la tecnología, así como las mejoras sociales relacionadas con aspectos como la higiene o los hábitos de vida, que han conllevado un aumento importante de la esperanza de vida. No en vano se considera que la esperanza de vida es uno de los indicadores que mejor reflejan las condiciones sociales, sanitarias y económicas de un país. Así se expresa en el último informe de indicadores estadísticos básicos del envejecimiento en España[3]. En él se destaca que en este país las personas mayores de 65 años representan actualmente el 20 % de la población y que las proyecciones apuntan a que supere el 27 % en 2040. Las personas mayores de 80 años ya representan el 6 % de la población, y las personas centenarias son hoy en día cerca de 20 000. A partir de 2030, se registrarían los mayores incrementos, con la llegada a la vejez de las voluminosas cohortes nacidas durante el *baby boom*, que en España se produjo entre 1958 y 1977, período en el que hubo casi 14 millones de nacimientos (más de 650 000 cada año).

Disfrutar de más años de vida es, sin duda, un gran triunfo del desarrollo humano gracias a los progresos en distintos ámbitos, pero obliga a dar respuesta a los retos que plantea el envejecimiento de la población. El envejecimiento demográfico, en palabras de Julio Pérez Díaz[4], científico titular del CSIC (Centro Superior de Investigaciones Científicas), conlleva «una importante carga ideológica y bastantes malentendidos». Recogiendo algunas de sus ideas al respecto, destacamos que se suele identificar con procesos de decadencia y senectud social y eso es un grave error. La relevancia económica y política del fenómeno no contribuye tampoco a su análisis objetivo y se usa para predecir innumerables calamidades, desde el colapso del sistema sanitario a la quiebra del sistema de pensiones. Con base en él se pronostica el final del estado del bienestar y el conflicto entre generaciones. Es fundamental aportar otra visión menos catastrofista y decadente, entendiendo que el envejecimiento demográfico es una expresión más del desarrollo económico y social, y que su correcta interpretación pasa por comprender sus causas. A todo esto, añadimos la necesidad de potenciar el conocimiento y la investigación para la promoción de la salud cerebral a lo largo de la vida y así disminuir la incidencia de enfermedades neurodegenerativas que derivan en discapacidad, socavan la autonomía personal, la calidad de vida y, en definitiva, el bienestar en el proceso de envejecer.

2. Aumento de la esperanza de vida versus años vividos con discapacidad

Los avances médicos y la adopción de hábitos de vida saludables están consiguiendo desplazar algunas discapacidades y problemas de salud graves hacia edades cada vez más avanzadas. No obstante, la enfermedad de Alzheimer y otras enfermedades neurodegenerativas están particularmente asociadas al envejecimiento. Se trata de condiciones para las que en estos momentos no tenemos a disposición tratamientos efectivos que eviten su aparición o retrasen su curso, aunque estamos viviendo un momento de gran esperanza ante nuevos fármacos y progresos tecnológicos.

Hay que tener en cuenta que la enfermedad de Alzheimer u otras causas de demencia afectan a una de cada diez personas de más de 65 años y al menos a un tercio de las mayores de 85. Envejecer es el principal factor de riesgo para desarrollar alzhéimer[5], pero envejecer no implica su aparición de manera inevitable. El envejecimiento progresivo de la población y la ausencia de un tratamiento efectivo pueden provocar que el número de personas con demencia en el mundo se triplique en las próximas décadas. Así, la cifra estimada por la OMS podría pasar de los actuales 50 millones a más de 150 millones de personas con demencia en 2050[6].

La esperanza de vida es un indicador demográfico que se refiere al promedio de años que se espera que viva una persona en una determinada población, grupo o país. Por lo general, se calcula al nacer y se utiliza como una medida general del estado de salud y las condiciones de vida en una sociedad. Está claro que, a mayor edad, mayor probabilidad de desarrollar alzhéimer u otras enfermedades neurodegenerativas que son fuente de discapacidad progresiva y, a menudo, causa de demencia. Sin ninguna duda, además de reducir el bienestar y la calidad de vida de quienes se ven afectados por estas afecciones, representan un desafío para los sistemas de salud y para el conjunto de la sociedad. Entramos así en el terreno de otro indicador demográfico, el de los años vividos con discapacidad.

Los años vividos con discapacidad son aquellos en los que una persona experimenta limitaciones en su funcionamiento físico, cognitivo, mental o emocional debido a cualquier causa de discapacidad. En el caso de las enfermedades neurodegenerativas, estas limitaciones pueden manifestarse de diversas maneras: problemas de memoria o de otras funciones cognitivas, pérdida de habilidades motoras o cambios en el comportamiento y la personalidad, entre otros síntomas. Estas dificultades, además de a las personas que las experimentan, afectan a sus familias y, en particular, a quienes principalmente proporcionan los cuidados que precisan, suponiendo una carga emocional y financiera muy significativa. La enfermedad de Alzheimer es la principal causa de demencia y la demencia, según la OMS, es una de las principales causas de discapacidad.

3. Combatir el edadismo y la gerascofobia: mermas al bienestar en la vejez

La visión de la vejez en la sociedad se construye a partir de las creencias y atribuciones que se hace a esa etapa de la vida y, en su cara negativa, aparecen conceptos como el edadismo y la gerascofobia.

El edadismo es una forma de discriminación a un grupo de personas por razón de su edad. Es el conjunto de estereotipos y prejuicios que presuponen que todas las personas de una determinada edad piensan y se comportan de igual manera o tienen las mismas necesidades o intereses. Aunque puede dirigirse a cualquier rango de edad, por el tema que nos ocupa, nos centraremos en el edadismo hacia las personas mayores. En este sentido, son comportamientos edadistas, por ejemplo, excluir o invisibilizar a las personas mayores, infantilizarlas en el trato o presuponerlas frágiles o menos capaces simplemente por haber sobrepasado la barrera de una edad determinada.

Por otro lado, la «gerascofobia» es un término que proviene del griego, de *geraskós* ('envejecer') y *fobos* ('miedo, temor') y significa, por tanto, miedo a envejecer. Pero no se trata de ese temor pasajero natural o reflexión hacia la propia longevidad en ciertos momentos vitales; es un miedo o temor irracional (propio de cualquier fobia) que lleva a quien lo padece a desarrollar sintomatología ansiosa en relación con algo inevitable: el efecto del paso del tiempo en el propio ser. Técnicamente, la gerascofobia es una condición patológica y, aunque la ansiedad que genera el temor a envejecer no siempre es de magnitud suficiente como para requerir atención especializada, sí que hay muchas personas que muestran conductas de excesiva preocupación o de evitación hacia el hecho de envejecer. Tal vez se muestren excesivamente preocupadas por los cambios físicos (canas, flacidez muscular, arrugas...) o por la disminución de ciertas capacidades cognitivas a consecuencia del paso de los años. Además, sus pensamientos relacionados con el propio envejecimiento son negativos y difícilmente los pueden evitar: soledad, pérdida, muerte, inutilidad, enfermedad, dependencia...

Otro concepto con el que se puede confundir la gerascofobia es la gerontofobia. Aunque provienen de la misma raíz griega: *ger-*, en este caso, alude al sustantivo *geron* ('anciano, viejo'). La gerontofobia es, pues, la aversión hacia las personas mayores, asociándolas a decadencia, enfermedad o decrepitud. Es, de nuevo, una fobia y, por tanto, algo patológico que no debemos equiparar al edadismo, que responde más a un constructo social.

El edadismo es un fenómeno que está presente, de forma generalmente aceptada y naturalizada, en casi todos los ámbitos de la sociedad y del que conviene estar alerta a sus diferentes formas para tomar conciencia de ellas y poder combatirlas:

- **Edadismo institucional.** Leyes, normativas o servicios que discriminan y limitan las oportunidades o la participación de las personas según su edad.

- **Edadismo interpersonal.** Presente en la interacción entre personas. El lenguaje que utilizamos, por ejemplo, está plagado de términos que perpetúan estereotipos negativos asociados al envejecimiento.

- **Edadismo autoinfligido.** Se produce cuando las propias personas mayores acaban interiorizando discursos negativos relacionados con la edad.

La OMS tiene activa desde 2021 una campaña contra el edadismo (Global Campaign to Combat Ageism) para proporcionar información, estrategias, materiales y recursos diversos para abordar esta forma de discriminación y su impacto en la salud y el bienestar de las personas mayores que, como advierten, es negativo. En el caso de las personas mayores sus efectos se pueden reflejar en una menor esperanza de vida y una peor salud física, mental y emocional; menor bienestar y calidad de vida; mayor tendencia al aislamiento social; incremento de la pobreza y de la inseguridad económica y un mayor riesgo de sufrir casos de violencia y abuso. Reducir el edadismo pasa por concienciar de sus nocivos efectos y educar en el respeto y el buen trato. Es necesario fomentar una visión del envejecimiento como una etapa más de la vida, libre de estereotipos y generalizaciones, en la que las personas mayores sean reconocidas en su diversidad y como parte de la ciudadanía de pleno derecho.

En la generación de estereotipos negativos sobre el envejecimiento son claramente relevantes determinados aspectos socioculturales relacionados con la promoción de la juventud, la belleza o lo nuevo como valores y símbolos de éxito, de bienestar o de felicidad. Lo que no encaje en tales parámetros, es objeto de rechazo. Tampoco es de ayuda tener una imagen homogénea de la forma de envejecer y caracterizada por aspectos negativos asumidos erróneamente como inevitables, a saber: decrepitud, soledad, discapacidad o enfermedad, deterioro cognitivo, alzhéimer u otro tipo de demencia, como la controvertida demencia senil (que, como veremos en el capítulo 3, no existe, no es un diagnóstico médico aceptado hoy en día).

Como ante muchas otras cosas, una de las mejores estrategias es la prevención, abordando los sesgos o estereotipos arraigados en la sociedad, que pueden conducir a una visión negativa del envejecimiento y a promover conductas como el edadismo, presente en muchas actitudes cotidianas, incluso en el lenguaje que se emplea para referirse a las personas mayores. El gerontólogo Javier Yanguas nos habla de que la vejez ya no es solo una etapa más de la vida, sino varias[7]. Los modelos de envejecimiento deben contemplar el acompañamiento a las personas para que puedan vivir todas las etapas de la vejez con sentido y significado, permitiendo que cada quien pueda escoger cómo quiere vivir, qué quiere hacer en esta vida y hasta dónde quiere llegar, dando el espacio que merece a la dignidad y la promoción de la autonomía personal.

Es particularmente pertinente conceder espacios explícitos en los currículos educativos para tratar la cuestión del envejecimiento y sus vicisitudes, así como la promoción de las relaciones intergeneracionales mediante acciones específicas. Y, por supuesto, se debe fomentar la investigación para la detección precoz de enfermedades neurodegenerativas u otras y contribuir así a disminuir los años vividos con discapacidad y fomentar una vejez plena y autónoma a la que sea menos temeroso acercarse.

4. Investigar sobre el cerebro para envejecer con optimismo

Los avances científicos y tecnológicos sobre el cerebro son vías excelentes para abordar el proceso del envejecimiento con una mentalidad optimista. Sí, la investigación sobre el cerebro puede ofrecer nuevas perspectivas y estrategias para envejecer de manera más saludable y con un enfoque positivo. Gracias a ello, estamos avanzando significativamente en la comprensión del envejecimiento cerebral y en identificar estrategias específicas que pueden ayudar a mantener un cerebro saludable a medida que envejecemos. Estos hallazgos son muy diversos y profundizaremos en algunos de los más relevantes a lo largo de este libro. Dos de los avances de conocimiento sobre el proceso de envejecimiento cerebral en las últimas décadas son en torno a la plasticidad cerebral y la neurogénesis, algo que ha contribuido a desterrar ideas nihilistas o de resignación ante la posibilidad de intervenir para promover la resistencia cerebral a los envites del paso de los años. La plasticidad cerebral es la capacidad del cerebro para adaptarse y cambiar a lo largo del tiempo. Se ha demostrado que continúa en la edad adulta y la vejez. Esto significa que el cerebro puede reorganizarse y formar nuevas conexiones, incluso en etapas avanzadas de la vida, lo que proporciona oportunidades para el aprendizaje y la recuperación de funciones cognitivas. Por otro lado, la neurogénesis es el proceso de formación de nuevas células nerviosas (neuronas) en el cerebro, y también se han observado procesos de neurogénesis en regiones específicas del cerebro a lo largo de toda la vida, incluso en la vejez.

Entre los avances de investigación para la salud cerebral y la prevención de enfermedades neurodegenerativas y de la demencia, cada vez ganan más terreno las nuevas tecnologías y los tratamientos innovadores. Estos progresos permiten el desarrollo de nuevas herramientas y estrategias para conseguir un envejecimiento cerebral más saludable o para disminuir el impacto de diferentes afecciones en la calidad de vida de quienes las padecen y de quienes cuidan de ellas. La investigación sobre inmunoterapia, que involucra el uso de anticuerpos y otras moléculas para modular la respuesta inmune, está emergiendo como una estrategia prometedora para el tratamiento de enfermedades neurodegenerativas. Hemos de mencionar también el uso cada vez más extendido de dispositivos, técnicas diversas de estimulación o aplicaciones como la realidad virtual para la rehabilitación cognitiva, potenciación de la memoria o manejo de aspectos conductuales o emocionales. Un paso más allá, entre otros que van despuntando, es el desarrollo de organoides cerebrales, minicerebros cultivados en el laboratorio a partir de células madre, que tienen capacidad para modelar enfermedades, probar fármacos, estudiar el neurodesarrollo y personalizar tratamientos.

Una de las grandes bazas para la prevención de la demencia y, en general, para un envejecimiento cerebral sano, son las intervenciones dirigidas a los hábitos saludables y el estilo de vida, con un foco importante en el control de los factores de riesgo cardiovascular. Es creciente la cantidad de resultados de investigación que permiten ser cada vez más contundentes en destacar la importancia de ciertos hábitos y comportamientos en la promoción de la salud cerebral a lo largo de la vida. El ejercicio regular, una dieta equilibrada, el sueño adecuado, el manejo del estrés y el compromiso en actividades cognitivamente estimulantes que desafíen nuestras capacidades mentales son factores que influyen positivamente en el envejecimiento cerebral.

De todo esto hablaremos a lo largo de los siguientes capítulos, sabiendo que hay muchos otros factores que impactan en el bienestar y la calidad de vida del envejecimiento. Entre ellos, la importancia del optimismo y la actitud positiva, cuyos beneficios en la salud explica excelentemente el doctor Luis Rojas Marcos en un libro dedicado a ello[8]. Ser positivo también es una estrategia para facilitar la prevención, como él mismo dice: «Una actitud esperanzada estimula los dispositivos curativos naturales del cuerpo y anima psicológicamente a la persona a adoptar hábitos de vida saludables. Esto no supone que el pensamiento optimista esté reñido con la percepción de los riesgos de una enfermedad, aunque sí lo está con la pasividad a la hora de afrontarlos».

En definitiva, envejecer con optimismo es más que una actitud; es una forma de vida que podemos cultivar activamente a través de la comprensión y la aplicación de los principios científicos que subyacen a la investigación del cerebro. Conocer y aprovechar los avances en neurociencia y adoptar hábitos de vida saludables para la prevención del alzhéimer y de otras enfermedades neurodegenerativas, nos permite avanzar en el proceso de envejecimiento con confianza y positividad.

Abordar los retos y desafíos del envejecimiento, entendiéndolo siempre como una oportunidad vital, requiere de un enfoque integral que combine la investigación científica, la excelencia médica, la atención centrada en la persona, el apoyo integral a quienes proporcionan cuidados y el desarrollo de políticas inclusivas. Es fundamental también fomentar una mayor conciencia y comprensión de las enfermedades neurodegenerativas en la sociedad, así como persistir en la promoción de la investigación y la innovación en el campo de la salud cerebral.

2
De las enfermedades neurodegenerativas al alzhéimer

Oriol Grau Rivera, Marc Suárez Calvet y Nina Gramunt Fombuena

Las enfermedades neurodegenerativas son un conjunto de trastornos crónicos que se caracterizan por la disfunción progresiva del sistema nervioso. Han emergido como una preocupación creciente en el ámbito de la salud y afectan a millones de personas en el mundo. Son trastornos que afectan en profundidad a la vida cotidiana de quienes las padecen y de quienes los rodean.

Entre ellas se incluye el alzhéimer, el párkinson, la esclerosis múltiple, la demencia por cuerpos de Lewy, la demencia frontotemporal, la ELA (esclerosis lateral amiotrófica) o la enfermedad de Huntington. La edad es el principal factor de riesgo para la mayoría de las enfermedades neurodegenerativas, por lo que el envejecimiento poblacional tiene una influencia muy importante en la epidemiología de este tipo de enfermedades, para las que la investigación es una aliada estratégica.

En este capítulo nos adentraremos en la esencia de las principales enfermedades neurodegenerativas y pondremos un enfoque particular en el origen histórico y algunos datos básicos de la enfermedad de Alzheimer, la enfermedad neurodegenerativa cerebral más prevalente y la principal causa de demencia. Conocer algunos datos fundamentales de la historia y la evolución del conocimiento acerca del alzhéimer es clave para contextualizar los aspectos que se irán desgranando a lo largo del libro y para disponer de un trasfondo desde el que poder mirar al esperanzador futuro al que nos orientan los avances de la tecnología y la investigación de una enfermedad cuya prevalencia es de una magnitud como para no mirar hacia otro lado.

1. ¿Qué son las enfermedades neurodegenerativas?

Las neuronas son células fundamentales para el adecuado funcionamiento del cerebro, ya que juegan un papel central en la comunicación del sistema nervioso con todo el cuerpo. En el desarrollo normal, durante la infancia, las células madre neurales producen la mayoría de las neuronas. Con el tiempo, el número de neuronas y sus conexiones se modifican de manera natural, en un fenómeno conocido como «poda neuronal». Este proceso fisiológico de vital importancia para el desarrollo neuronal empieza en la infancia y alcanza su punto álgido durante la adolescencia, y se caracteriza por la eliminación selectiva de las sinapsis (lugares de comunicación entre las neuronas) que menos se utilizan, con el objetivo de optimizar el funcionamiento de nuestras redes neuronales. En edades avanzadas se ha descrito un cierto grado de pérdida neuronal asociado a la edad (no mayor del 10 %). No obstante, en ciertas condiciones patológicas se produce una mayor pérdida neuronal y sináptica que si supera un determinado umbral puede culminar en la aparición de diferentes tipos de sintomatología neurológica, ya sea en forma de deterioro cognitivo, conductual o motor[1]. La pérdida significativa de neuronas, de estructura y de función neuronal se conoce como neurodegeneración y es un mecanismo clave en la fisiopatología de muchos trastornos o enfermedades cerebrales.

La neurodegeneración se asocia con disfunción de las sinapsis, con pérdida de redes neuronales y con la acumulación en el cerebro de variantes de proteínas alteradas fisicoquímicamente. Las enfermedades que tienen como sello distintivo la neurodegeneración, reciben colectivamente la denominación de enfermedades neurodegenerativas.

Todas las enfermedades neurodegenerativas se caracterizan por un proceso progresivo e irreversible de degeneración y muerte neuronal en el cerebro y/u otras partes del sistema nervioso central o periférico. Son condiciones neuropatológicas permanentes, progresivas y, en su mayoría, incurables. No obstante, a menudo puede ser tratada la manifestación de los síntomas y actuar para ralentizar la progresión favoreciendo una mejor calidad de vida a las personas afectadas. La complejidad de este tipo de enfermedades está relacionada con la complejidad misma del funcionamiento del sistema nervioso.

En la mayoría de los casos, las causas que desencadenan el proceso neurodegenerativo son desconocidas. En algunas enfermedades se conocen mutaciones genéticas a las que, directamente, se les atribuye la causa de la enfermedad (lo que se suele identificar como hereditario), como ocurre en la enfermedad de Huntington. Sin embargo, en las enfermedades neurodegenerativas, como es el caso del alzhéimer, la genética puede tener una influencia como factor de riesgo, pero no es determinante, exceptuando un pequeño porcentaje de casos asociados a mutaciones específicas. La investigación procura avanzar en el conocimiento de cómo la susceptibilidad genética interactúa con factores ambientales y de estilo de vida para modular el riesgo de desarrollo de estas enfermedades.

Salvo en aquellos casos muy concretos en que puede vincularse la genética con el desarrollo de una enfermedad neurodegenerativa, las causas de la mayoría de estas enfermedades son desconocidas y se considera que su origen es multifactorial, es decir, que entran en juego distintos elementos, a los que llamamos factores de riesgo y que están relacionados con diferentes variables.

- **Edad.** Es uno de los factores con más peso, aunque no es determinante. Es innegable que, con el envejecimiento cerebral, la probabilidad de desarrollar alguna enfermedad neurodegenerativa aumenta.

- **Genética.** Algunas alteraciones o mutaciones genéticas aumentan el riesgo de padecer enfermedades neurodegenerativas. Estas mutaciones pueden ser heredadas (familiares) o espontáneas.

- **Entorno.** El ambiente en que vivimos puede tener una gran influencia en el desarrollo de enfermedades neurodegenerativas. La exposición a contaminantes, químicos, toxinas y algunos virus puede aumentar el riesgo.

- **Antecedentes personales de salud.** Las enfermedades previas, ciertas infecciones o lesiones, pueden tener un impacto en la salud cerebral y ser un factor de riesgo para el desarrollo de enfermedades neurodegenerativas.

- **Hábitos de vida.** Las acciones del día a día con respecto a la dieta, el sueño, la actividad física, el consumo de tabaco o de alcohol e, incluso, la calidad de nuestras relaciones sociales, juegan un papel importante en la aparición y desarrollo de estas enfermedades.

Otro de los rasgos comunes de las enfermedades neurodegenerativas, como sucede en la enfermedad de Alzheimer, es la existencia de un largo período previo a la manifestación de los primeros síntomas; una fase preclínica, silenciosa, en la que se van produciendo cambios cerebrales que pasan inadvertidos hasta que se inician los síntomas, que se irán desarrollando en cascada durante años (de ello hablaremos en mayor detalle en el capítulo 5). El tiempo de evolución y la expectativa de vida tras la aparición de los síntomas es muy variable, tanto entre distintas enfermedades neurodegenerativas como dentro de una misma, pudiendo ser desde pocos años (o meses, en casos muy extremos) hasta más de veinte años.

Todas estas enfermedades, con independencia de sus características particulares, comportan una progresiva discapacidad y consecuente dependencia de terceras personas, lo que deriva en la necesidad de que alguien se ocupe de cuidar y atender las necesidades de la persona enferma.

Lo que distingue las enfermedades neurodegenerativas entre sí son los mecanismos subyacentes que causan la enfermedad y los distintos grupos neuronales o áreas cerebrales afectadas, produciendo síntomas y evoluciones diferentes. No obstante, algunas enfermedades comparten rasgos, tanto de sintomatología clínica como de alteraciones neuropatológicas, lo que conlleva dificultades para la identificación precisa del diagnóstico. Además, en la actualidad, no disponemos de herramientas diagnósticas que, por sí solas, permitan identificar de forma precisa la mayoría de las enfermedades neurodegenerativas.

Por este motivo, el personal médico tiene que guiarse en gran medida por los síntomas que aparecen gradualmente, por lo que no es raro que una persona reciba un primer diagnóstico y que, a medida que la enfermedad progresa, se redefina el mismo. Es frecuente que esto suceda en enfermedades neurodegenerativas de tipo motor (caracterizadas por trastornos del movimiento). Por ejemplo, algunas personas pueden haber sido diagnosticadas de enfermedad de Parkinson, que es la más frecuente de las de este tipo, y, más adelante, con la aparición de ciertos síntomas o lo que indican distintas pruebas complementarias, se determina un nuevo diagnóstico, de otra enfermedad neurodegenerativa, como podría ser, en este caso, demencia por cuerpos de Lewy, degeneración corticobasal, atrofia multisistémica o parálisis supranuclear progresiva, todas ellas comparten rasgos de parkinsonismo, lo que dificulta un diagnóstico preciso. También puede suceder en relación con la enfermedad de Alzheimer (en la que los principales síntomas son de tipo cognitivo) y otras causas de demencia. Es bastante frecuente recibir primero ese diagnóstico y que luego se reevalúe y reoriente, por ejemplo, hacia demencia frontotemporal, afasia progresiva primaria, demencia vascular o demencia semántica. Debido a la superposición de síntomas y características neuropatológicas, hacer un diagnóstico inicial preciso es muy complicado. En muchos casos, el diagnóstico definitivo y certero solo es posible *post mortem*, a partir del estudio de anatomía patológica cerebral que permite definir los sellos más distintivos de cada enfermedad neurodegenerativa[2]. Es fundamental el avance científico en el desarrollo de biomarcadores que permitan la detección precoz y el diagnóstico preciso en vida de este tipo de enfermedades, como veremos más adelante en este libro.

2. Tipos y ejemplos de enfermedades neurodegenerativas

En las enfermedades neurodegenerativas se engloba un amplio grupo de condiciones patológicas que con el tiempo dañan y destruyen partes del sistema nervioso, especialmente del cerebro, con manifestaciones neuropatológicas y clínicas muy diversas. Las distintas enfermedades neurodegenerativas pueden afectar al movimiento, el lenguaje, la memoria, el razonamiento, la conducta y muchas otras capacidades, y derivan en una pérdida progresiva de la autonomía personal.

Sin pretender ser exhaustivos, se indica aquí una forma de clasificación de las principales enfermedades neurodegenerativas.

- **Enfermedades que desencadenan demencia.** Se caracterizan por un daño neuronal progresivo que afecta a diversas áreas cerebrales, por lo que los síntomas varían según la región cerebral más afectada. Pueden tener un origen hereditario o esporádico y, en la mayoría de los casos, las causas no están completamente determinadas. Algunos ejemplos son la enfermedad de Alzheimer, la demencia frontotemporal, la encefalopatía traumática crónica, la demencia con cuerpos de Lewy y la encefalopatía TDP-43, con afectación predominante en el sistema límbico relacionada con la edad (denominada LATE por sus siglas en inglés, *limbic-predominant age-related TDP-43 encephalopathy*). Estas enfermedades se caracterizan por progresar a una fase de demencia. Entre los síntomas más comunes de la demencia destacan los problemas de memoria, de razonamiento, de lenguaje, de atención y concentración, confusión y desorientación, que a menudo se acompañan de cambios en el comportamiento y todo ello, indefectiblemente, comporta una progresiva pérdida de autonomía.

- **Enfermedades del espectro del parkinsonismo.** Este grupo hace referencia a trastornos neurodegenerativos que afectan principalmente a las áreas cerebrales responsables del control del movimiento y la coordinación, como los ganglios basales. La enfermedad de Parkinson es el ejemplo más conocido, pero hay otras formas de parkinsonismo con síntomas motores similares, incluyendo la demencia por cuerpos de Lewy, la parálisis supranuclear progresiva, la degeneración corticobasal o la atrofia multisistémica. Se caracterizan por síntomas motores como lentitud en los movimientos, rigidez, temblor en reposo, y problemas para caminar y mantener el equilibrio. Pueden también acompañarse de alteraciones conductuales, cognitivas y en el sueño.

- **Enfermedades de la motoneurona.** Ocurren cuando se dañan o mueren las neuronas que controlan el movimiento, las motoneuronas. Es un grupo heterogéneo de enfermedades, algunas de ellas hereditarias. El ejemplo clásico es la esclerosis lateral amiotrófica (ELA) pero también pertenecen a este grupo las atrofias musculares espinales como la llamada enfermedad de Kennedy. Cursan con debilidad y atrofia muscular progresiva, calambres y dificultad para tragar y hablar. La debilidad generalmente comienza en la pelvis antes de propagarse a las extremidades.

- **Enfermedades priónicas.** Estas son causadas por proteínas mal plegadas que provocan un gran daño en el cerebro de manera irreversible. ¿Qué quiere decir que están «mal plegadas»? Nuestras células utilizan largas cadenas de aminoácidos para formar las proteínas, pero, para ello, estas cadenas se tienen que plegar de maneras muy concretas para conseguir que la proteína sea estable y pueda funcionar correctamente. Si no lo hacen bien, puede suceder que se transformen en priones infecciosos. Estos, a su vez, pueden propagarse por el sistema nervioso transformando en malignas otras proteínas, lo que causa una sucesiva muerte neuronal y desencadena una enfermedad priónica[3]. El mal plegamiento de proteínas, como veremos, también yace en el mecanismo de otras enfermedades neurodegenerativas, como la ELA o la atrofia multisistémica.

Las enfermedades priónicas tienen una progresión rápida (o muy rápida, en algunos casos, meses) y agresiva y la mayoría son de causa desconocida. El ejemplo típico es la enfermedad de Creutzfeldt-Jakob de origen desconocido y aparición esporádica. Su variante más mediática es la que se bautizó como «enfermedad de las vacas locas», que se adquiere por consumo de carne vacuna contaminada por priones. Otros ejemplos hereditarios incluyen la enfermedad de Gerstmann-Sträussler-Scheinker o el insomnio letal familiar. Las proteínas mal plegadas se acumulan, de manera similar a como ocurre con la beta-amiloide en el alzhéimer, y producen neuroinflamación y alteraciones en el tejido muy características que dan un aspecto al cerebro de esponja (espongiformes). Estos cambios derivan en una variedad de déficits neurológicos y conducen al desarrollo de una demencia rápidamente progresiva (por lo que este tipo de enfermedades también aplican al primer grupo de las que desencadenan demencia, pero presentan unas características neuropatológicas particularmente diferenciadas).

- **Enfermedades desmielinizantes.** En estas enfermedades inicialmente se produce una inflamación en la mielina, una proteína que recubre los nervios en forma de vaina (como si fuera una funda) y permite que el impulso nervioso se transmita de unas neuronas a otras. Esta inflamación suele deberse a un mecanismo autoinmune, es decir, que el sistema inmune, nuestras defensas, atacan al propio sistema nervioso. Con el tiempo, estos procesos inflamatorios, que al inicio cursan en forma de brotes, acaban provocando un daño irreversible en las vainas de mielina impidiendo o dificultando la comunicación de las neuronas afectadas con otras regiones del cerebro o del cuerpo, motivo por el cual estas enfermedades también se considera que tienen un componente neurodegenerativo. La esclerosis múltiple o la neuromielitis óptica son dos de las enfermedades desmielinizantes más frecuentes. Los síntomas más comunes son el adormecimiento u hormigueo en algunas partes del cuerpo, alteraciones visuales, espasmos, debilidad muscular, parálisis, dificultad en la coordinación y fatiga.

Se estima que hay unos pocos cientos de enfermedades neurodegenerativas, con un frecuente solapamiento de características clínicas y neuropatológicas entre muchas de ellas, lo que conlleva, como hemos comentado, una relevante dificultad en la clasificación y diagnóstico preciso en muchos casos, dando relevancia a la necesidad de avanzar en la investigación en diagnóstico temprano mejorar en el tratamiento y manejo de estas enfermedades.

Las dos enfermedades neurodegenerativas cerebrales más frecuentes son, por este orden, la enfermedad de Alzheimer y la enfermedad de Parkinson.

La enfermedad de Alzheimer es objeto central de este libro y, por tanto, hablaremos de ella en gran detalle a lo largo de sus páginas. En el último apartado de este capítulo vamos a hablar del origen y aspectos conceptuales básicos del alzhéimer. Ofrecemos aquí las principales características de la enfermedad de Parkinson y de otras tres enfermedades neurodegenerativas conocidas, pero mucho menos frecuentes.

Enfermedad de Parkinson

La enfermedad de Parkinson es el ejemplo clásico de trastorno neurodegenerativo del movimiento. Se caracteriza clínicamente por la presencia de la llamada tríada motora, que incluye tres síntomas distintivos: lentitud de movimientos (bradicinesia), temblor en reposo y rigidez muscular. Además, suelen darse otras alteraciones del ánimo o de la conducta, afectación del habla, alteraciones del sueño y algunas dificultades cognitivas, lo que conlleva una discapacidad progresiva. La enfermedad de Parkinson ocurre tras una pérdida significativa de un tipo de neuronas que fabrican dopamina, un neurotransmisor o mensajero fundamental en la coordinación del movimiento.

A diferencia de otras enfermedades neurodegenerativas, existen tratamientos farmacológicos y no farmacológicos efectivos para aliviar los síntomas y mejorar la funcionalidad diaria y la calidad de vida de las personas afectadas[4]. Los fármacos indicados para el párkinson se centran, principalmente, en aumentar los niveles y prolongar los tiempos de acción de la dopamina. La levodopa es el medicamento más comúnmente utilizado. En ciertos casos en los que los fármacos no sean efectivos o tengan muchos efectos secundarios, existen alternativas quirúrgicas, como la estimulación cerebral profunda mediante la inserción de unos electrodos en unas zonas cerebrales determinadas. Se precisa una valoración exhaustiva para que el equipo médico pueda decidir acerca de la idoneidad de plantear ese tipo de intervención. También hay diversas intervenciones no farmacológicas que ayudan a controlar los síntomas y mantener el máximo tiempo posible la autonomía. En este grupo se engloban intervenciones de fisioterapia y psicomotricidad, de terapia ocupacional, de logopedia y el apoyo psicológico.

Enfermedad de Huntington

La enfermedad de Huntington es significativamente menos frecuente que el párkinson. Tiene un origen genético hereditario autosómico dominante, lo que implica que cada hijo o hija de una persona con la enfermedad de Huntington tiene un 50 % de probabilidad de heredar la mutación genética. Existen programas de asesoramiento genético para quienes puedan estar en riesgo hereditario. La enfermedad está causada por una mutación en el gen que codifica la proteína huntingtina. Dicha mutación consiste en la repetición anormal de la secuencia CAG de dicho gen. La secuencia CAG se refiere a una combinación específica de estas tres letras del ADN que representan las bases nitrogenadas citosina (C), adenina (A) y guanina (G). Es como si fueran letras que forman las palabras del gran libro o el lenguaje del ADN; es decir, letras que forman parte del código genético. La repetición de esta secuencia varias veces en un gen puede dar lugar a alguna enfermedad. Y eso es lo que sucede en la enfermedad de Huntington, pues conlleva la producción anormalmente larga de una proteína llamada huntingtina que adquiere propiedades tóxicas para las neuronas y provoca su muerte. Cuantas más copias haya de esta secuencia, más tóxica es la proteína y, por lo tanto, la enfermedad suele ser más grave[5].

La enfermedad de Huntington también se clasifica dentro de los trastornos del movimiento, debido a uno de sus síntomas más distintivos: los movimientos coreicos. Estos son movimientos involuntarios, bruscos y rápidos que la persona afectada no puede controlar. Por este motivo, la enfermedad a menudo se conoce como «corea de Huntington». Los síntomas motores también se manifiestan en dificultades para caminar, hablar o tragar, entre otras acciones. La enfermedad se acompaña además de algunos síntomas cognitivos, como problemas de memoria o dificultades para planificar tareas o tomar decisiones y también del estado de ánimo y la conducta, como irritabilidad, apatía, falta de empatía o síntomas depresivos o de ansiedad.

La presentación de los síntomas y su gravedad varían considerablemente de una persona a otra y pueden iniciarse a cualquier edad, aunque lo más habitual es que aparezcan entre los 30 y los 40 años.

Esclerosis lateral amiotrófica

La esclerosis lateral amiotrófica (ELA), también conocida como enfermedad de Lou Gehrig o enfermedad de la motoneurona, es una enfermedad neurodegenerativa relativamente poco frecuente y se caracteriza por dañar las motoneuronas (o neuronas motoras) del cerebro y de la médula espinal. De este tipo de neuronas parten los impulsos motores. En ellas se producen estímulos que inducen la contracción de los grupos musculares para actividades tan fundamentales como caminar, gesticular, hablar o tragar. El daño en las motoneuronas que se produce en la ELA resulta en progresiva debilidad muscular y, en último término, parálisis que acaba afectando a la respiración[6]. Entre las alteraciones neuropatológicas se encuentran algunas proteínas mal plegadas. El plegamiento de proteínas, como se ha explicado, se refiere al proceso mediante el cual una cadena lineal de aminoácidos se pliega para adquirir una estructura tridimensional funcional. Es fundamental que las proteínas adquieran la conformación correcta para desempeñar su función biológica de manera efectiva. Ciertos errores en el plegamiento de proteínas pueden estar entre las alteraciones neuropatológicas de ciertos tipos de enfermedades neurodegenerativas, entre ellas, la ELA.

Los primeros síntomas de la ELA son difíciles de reconocer, lo que dificulta su diagnóstico temprano. Aunque puede aparecer a cualquier edad, lo más frecuente es que lo haga entre los 55 y los 75 años. La mayoría de los casos son esporádicos, es decir, no tienen un origen genético claro, pero se han identificado cuatro mutaciones genéticas que aumentan significativamente el riesgo de padecerla, encontrándose en el 70 % de los casos[7]. Estas mutaciones, junto con otros factores de riesgo, contribuyen a la degeneración de las motoneuronas.

La ELA presenta distintas variantes, dependiendo de las motoneuronas afectadas, que pueden estar en el tallo cerebral (bulbar), la zona cervical, torácica o lumbar. Aunque los síntomas más evidentes son motores, también son frecuentes ciertas alteraciones cognitivas, como problemas en la función ejecutiva (la que rige, entre otras cosas, el razonamiento, la flexibilidad de pensamiento o la toma de decisiones) o en la memoria a corto plazo, así como cambios comportamentales que incluyen irritabilidad, apatía o conductas alimentarias alteradas. Aproximadamente el 15 % de las personas afectadas por ELA cumplen los criterios de diagnóstico de demencia frontotemporal, de la que hablaremos en el próximo capítulo.

Aunque tienen una palabra en común, no hay que confundir la esclerosis lateral amiotrófica con la esclerosis múltiple, mucho más prevalente en la población. La esclerosis múltiple es una enfermedad neurológica autoinmune en la que las propias defensas del organismo reconocen como extraña a la mielina, la proteína que envuelve las prolongaciones de las neuronas (axones) y, por tanto, la va destruyendo. La mielina es necesaria para que las señales nerviosas se transmitan adecuadamente. Al verse dañada se va afectando la conexión neuronal derivando en la aparición de distintos síntomas, principalmente motores y sensoriales.

Atrofia multisistémica

La atrofia multisistémica (AMS) es una enfermedad neurodegenerativa poco común y de origen esporádico, cuyos síntomas comienzan generalmente en la edad adulta mediana o avanzada. Se caracteriza por la combinación de fallos en el sistema nervioso autónomo (responsable de controlar funciones automáticas como la digestión, el latido cardíaco, la sudoración o la temperatura corporal), síntomas de parkinsonismo y ataxia, que implica dificultades en la coordinación del movimiento y el equilibrio. Está causada por la acumulación de la proteína alfa-sinucleína mal plegada. Se observan inclusiones de estas proteínas en los oligodendrocitos, unas células gliales que envuelven los axones y permiten la transmisión del estímulo nervioso. La localización de estas acumulaciones dará lugar a una u otra variante de la enfermedad: la AMS cerebelar o la AMS parkinsoniana. En la forma cerebelar, las alteraciones neuropatológicas se acumulan en el cerebelo y áreas adyacentes, la parte del cerebro que controla el equilibrio y la coordinación de movimientos. En este caso, los síntomas predominantes incluyen dificultades para caminar, movimientos descoordinados y problemas de equilibrio. En la forma parkinsoniana, la afectación principal se da en una zona llamada área nigroestriatal, que está muy implicada en el control del movimiento. Los síntomas principales en esta forma de AMS son más similares a los del párkinson, como rigidez muscular, temblores y dificultades en el control motor.

Además de los síntomas motores, la AMS también cursa con otros relacionados con la alteración del sistema nervioso autónomo, o fallos autonómicos, entre otros: mareos al ponerse de pie, ritmo cardíaco irregular, dificultades para tragar, sudoración excesiva o insuficiente, estreñimiento o incontinencia fecal o urinaria, y alteraciones de la fase REM del sueño[8]. La fase REM (del inglés, *Rapid Eye Movements*) una etapa del ciclo de sueño en la que ocurren sueños vívidos y la actividad cerebral es similar a la de vigilia, cuando estamos despiertos, y en la que se observa un rápido movimiento de los ojos. Las personas con AMS pueden actuar físicamente durante el sueño en esta fase, mostrando actividad motora involuntaria, como golpear, patear, hablar o gritar.

Los primeros síntomas de la AMS suelen manifestarse alrededor de los 60 años, aunque hay variantes que aparecen más temprano, hacia los 30 años, y otras más tardías, después de los 75 años. Del mismo modo que sucede con otras enfermedades neurodegenerativas, dado el solapamiento de síntomas entre la AMS y otras de tipo parkinsoniano, especialmente al inicio, su diagnóstico temprano es muy complicado. Por este motivo se están actualizando y unificando los criterios de diagnóstico incluyendo datos de imagen estructural y funcional junto con exámenes de función cardiovascular[9].

Es importante destacar y tener en mente que los cambios cerebrales patológicos subyacentes a muchas de las enfermedades neurodegenerativas se inician muchos años antes que los síntomas clínicos. Para el momento en que los síntomas aparecen, ya existe una pérdida neuronal y sináptica significativa. La identificación de personas en las etapas presintomáticas o preclínicas de la enfermedad mediante el uso de biomarcadores será crucial para los ensayos clínicos de prevención y el desarrollo de nuevos fármacos. Estos aspectos los veremos en detalle más adelante en relación con la enfermedad de Alzheimer.

3. El caso de una paciente en el origen histórico de la enfermedad de Alzheimer

La enfermedad de Alzheimer es la enfermedad neurodegenerativa cerebral más frecuente y la causa mayoritaria del desarrollo de demencia. Es el foco principal de este libro y, para ir entrando en materia, vamos a repasar algunos aspectos conceptuales e históricos de ella.

Hace más de un siglo, el doctor Alois Alzheimer expuso en un congreso el caso de una paciente con signos y síntomas de una enfermedad hasta entonces desconocida. Se ha escrito mucho sobre el origen histórico de la enfermedad de Alzheimer. En los siguientes párrafos relataremos lo más relevante, tomando como referencia el libro biográfico «Alzheimer» del matrimonio alemán Maurer: Konrad, neurólogo, psiquiatra y psicoterapeuta y Ulrike, documentalista y responsable de la creación de un centro de documentación sobre la figura de Alois Alzheimer y de la adecuación de su casa natal como museo monográfico y centro de reuniones[10].

El doctor Alois Alzheimer fue un médico alemán, especializado en la atención y la investigación de enfermedades mentales, nombrado catedrático de Psiquiatría y Neurología de la Universidad de Múnich en 1912. En 1888 empezó a trabajar en la Institución Mental para Enfermos Mentales y Epilépticos de Frankfurt, dirigida por el doctor Sioli y en la que en el año 1901 ingresó la señora Auguste Deter. Desde el primer momento, el doctor Alzheimer se interesó por la evolución de esta paciente, consciente de que estaba ante un caso especial. Tenía el presentimiento de que, tras la sintomatología que presentaba, en la que abundaban los olvidos y las ideas celotípicas, se escondía una enfermedad peculiar. En 1903, el doctor Alzheimer se fue a trabajar con el doctor Emil Kraepelin a un hospital psiquiátrico de Múnich, donde llegaría a ser responsable del laboratorio anatomopatológico, y pidió al doctor Sioli ser informado en detalle de la evolución de esta paciente.

Cuando la señora Deter murió, el doctor Alzheimer solicitó disponer de su historia clínica y de su cerebro para realizar el estudio de anatomía patológica. Con ello, y lo que él recordaba de la paciente, escribió una valiosa síntesis del caso, de la que se refieren a continuación algunos datos:

«La señora Auguste Deter ingresa el 25 de noviembre de 1901, con 51 años, y muere en el mismo hospital el 8 de abril de 1906.

Esposa de funcionario de la Administración de Ferrocarriles. Como único dato de antecedentes familiares consta que su madre sufría espasmos desde el climaterio.

Siempre sana, felizmente casada, hija única, sin ningún trastorno. Cambios desde hace medio año. Delirio de celosía. Disminución de la memoria; a menudo, al preparar la comida. Trajina por la casa sin sentido. Tiene miedo de personas muy conocidas. Esconde todo tipo de objetos que luego no es capaz de encontrar. Parece totalmente perdida. Comportamiento de absoluta desorientación durante el ingreso. Desorientada por completo temporal y espacialmente. Opone mucha resistencia. Tira agua a la cara a otros enfermos en la sala común y, cuando se le pregunta, responde que quiere limpiar. Hablando de manera espontánea usa algunas parafasias. Cuando escribe, omite letras y sílabas. Es evidente que no comprende algunas preguntas que se le formulan. Parece sufrir alucinaciones. A veces, como en un delirio ocupacional, lleva sábanas de un lado a otro, quiere arreglarlo todo. A menudo hace insinuaciones, como si el médico tuviera intenciones sexuales con ella, se lo prohíbe indignada y lo echa de «su casa». Llama mucho y sin ningún sentido, tiene un miedo intenso. Se opone a todo impetuosamente. El último año yace acurrucada en la cama, lo rechaza todo y habla de manera totalmente incomprensible. Muere en el hospital, tras cuatro años de enfermedad, por complicaciones de una úlcera de decúbito. Atrofia cerebral». (Extraído de Maurer y Maurer, 2006: 190-191).

Con dos médicos visitantes en su laboratorio, Perusini y Bonfiglio, Alzheimer estudió el cerebro de Auguste Deter. Según sus propias palabras, observaron «una atrofia cerebral cortical con una citólisis generalizada y una patología extraña en las neurofibrillas, fuertes excrecencias de la neuroglia fibrosa y numerosas células gliales con forma de varillas». Se sorprendieron al observar sedimentos de productos metabólicos en forma de placas en toda la corteza cerebral con leves signos de neovascularización. Así pues, describieron las dos alteraciones neuropatológicas fundamentales de la enfermedad de Alzheimer: los ovillos neurofibrilares y las placas seniles (tal como las denominaron en ese momento). El proceso patológico les recordó al de algunos casos de demencia senil, que solo se manifestaba en personas mayores. Algo que les pareció insólito fue que, a pesar de tener solo 56 años cuando murió Auguste, las alteraciones que presentaba su cerebro eran mucho más pronunciadas que en casos comparables de pacientes de entre 70 y 80 años. Entonces, dedujeron que debía tratarse de una patología presenil. Esto nos trae a colación un asunto un tanto espinoso, el de la conceptualización o alusión a la senilidad en relación con la demencia, que tiene varias idas y venidas en la progresión del conocimiento y conceptualización de la enfermedad de Alzheimer. Allá por los años 50, el alzhéimer era considerado una enfermedad propia de la mediana edad. Cuando esta se manifestaba en edades avanzadas, se consideraba demencia senil (anticipándonos a algo que se explicará en el siguiente capítulo, hoy en día no es un diagnóstico aceptado). No fue hasta los años 70 cuando los científicos empezaron a identificar el alzhéimer como causa de demencia frecuente en personas mayores. A pesar de eso, la pérdida de memoria se consideraba parte del proceso de envejecimiento, algo que también es objeto específico del capítulo 3.

Alois Alzheimer hizo la primera exposición pública del caso y sus hallazgos anatomopatológicos en noviembre de 1906 en la 37.ª Reunión de Psiquiatras del Suroeste de Alemania, celebrada en la ciudad de Tübingen. Sorprendentemente, y de manera un poco irritante para el doctor Alzheimer, su presentación tuvo una acogida bastante insípida y no provocó ninguna pregunta de los asistentes, ni siquiera del presidente de la reunión. Incluso, la mención que se hace en el acta de la reunión es considerada «inapropiada para una ponencia breve». La conferencia se transcribió íntegra y se publicó en 1907 en una revista científica alemana (*Revista General de Psiquiatría y Medicina Psiquiátrico-Forense*, su nombre en español) con el título «Sobre una enfermedad peculiar de la corteza cerebral», pero tampoco tuvo mucha trascendencia en aquel momento. Se dispone de una traducción de ese artículo en inglés[11]. Es interesante la perspectiva del doctor Alzheimer al respecto de la necesidad de indagar e investigar en los procesos neurobiológicos para establecer una distinción clínico-biológica entre enfermedades, sin conformarse con meterlas todas en un mismo cajón de sastre:

«Considerando todo, parece que estamos ante una enfermedad especial. Durante los últimos años se ha observado un número cada vez mayor de casos similares. Este hecho debería persuadirnos de no contentarnos con clasificar casos clínicamente indeterminados forzando su clasificación en categorías de enfermedades reconocidas. Ciertamente hay más enfermedades psiquiátricas de las que se enumeran en nuestros libros de texto. Un examen histológico nos permitirá determinar las características de algunos de estos casos. Este proceso conducirá gradualmente a una distinción clínica de enfermedades específicas de las categorías más generales de nuestros libros de texto y nos permitirá definirlas clínicamente con mayor detalle».

El doctor Kraepelin fue quien, en la publicación de un manual de psiquiatría en 1910, acuñó el término *enfermedad de Alzheimer* en reconocimiento a todo el estudio y la publicación del doctor Alzheimer sobre el caso de Auguste Deter y de otros casos posteriores similares de los que se ocupó con sus colaboradores: Perusini, Bonfiglio y Sartechi. Afortunadamente, la investigación y el conocimiento sobre esta enfermedad ha avanzado mucho y lo sigue haciendo.

4. Avances históricos en el conocimiento y la investigación del alzhéimer

La historia evolutiva del alzhéimer, más allá de la descripción del caso de Auguste Deter, nos permite entender cómo ha evolucionado la investigación de esta enfermedad que, junto a otras enfermedades neurodegenerativas, supone uno de los mayores retos globales a los que se enfrenta la comunidad científica y médica. Pero su impacto va más allá afectando también al ámbito sociosanitario y político, así como a la sociedad en su conjunto. Sin embargo, a pesar de que ha pasado más de un siglo desde que la enfermedad fue descrita y de que durante todos estos años la comunidad científica ha hecho un gran esfuerzo para descubrir el funcionamiento, sus causas y desarrollar nuevos fármacos que puedan detenerla, lamentablemente, los recursos destinados a la investigación del alzhéimer u otras causas de demencia han sido mucho menores que los dedicados a otras enfermedades, como el cáncer o el sida.

A modo de apuntes básicos, ofrecemos aquí una síntesis de muchos aspectos que iremos desgranando en los restantes capítulos con la pretensión de que sirvan como una visión panorámica de la evolución histórica y conceptual del alzhéimer hasta la actualidad.

En cuanto a la descripción de la evolución clínica de la enfermedad, aunque se conoce mejor, no podemos anunciar cambios muy relevantes respecto a lo que, de forma sucinta, describió Alois Alzheimer. Sin embargo, actualmente sí entendemos mejor los síntomas, el orden habitual en que se producen, o el valor pronóstico de algunos de ellos en algunos casos, entre otras cosas. Pero, en síntesis, se produce un deterioro cognitivo de inicio insidioso y curso lentamente progresivo que, inexorablemente, desemboca en un cuadro de demencia, con la consiguiente afectación cognitiva y conductual y consiguiente pérdida gradual de autonomía de la persona que la padece. Lo que sí ha cambiado sustancialmente es la conceptualización de la enfermedad. Durante décadas ha prevalecido una concepción clínica y patológica de la enfermedad muy parecida a la expuesta por el doctor Alzheimer. Sin embargo, hoy en día, el proceso se conceptualiza desde una perspectiva biológica[12], entendiéndose como un *continuum* clínico-biológico, desde la ausencia de síntomas a la demencia.

La evolución de la investigación sobre la enfermedad de Alzheimer ha orientado el conocimiento acerca de la acumulación de las proteínas beta-amiloide y tau en forma de depósitos o placas, que están en la base de la degeneración y la muerte de las neuronas causantes de una atrofia generalizada del cerebro. Las investigaciones con respecto al origen de estas proteínas aumentaron a partir de los años 80. Más adelante, en los años 90, se identificaron unos genes relacionados: el de la proteína precursora de amiloide (APP, por sus siglas en inglés de *amyloid precursor protein*) y los que se comportan como factores de riesgo (formas alélicas específicas del gen *APOE*). Entre la década de 1990 y principios del año 2000 se desarrollaron múltiples ensayos clínicos que llevaron a la aprobación de los primeros tratamientos farmacológicos con indicación específica para la enfermedad de Alzheimer que, aunque su actuación es sintomática y no modificadora del curso de la enfermedad, ofrecen opciones para mejorar la calidad de vida de las personas afectadas. A partir del año 2000 se produjo un avance importante en las técnicas de imagen para el diagnóstico y la investigación del alzhéimer, generalizándose el uso de técnicas de imagen por resonancia magnética. En 2004 se presentó el primer radiotrazador (un fármaco radioactivo) para visualizar placas de beta-amiloide *in vivo* a través de tomografía por emisión de positrones (PET, por sus siglas en inglés de *positron emission tomography*). Fue en 2010 cuando se definió la fase preclínica en la enfermedad de Alzheimer, una etapa silenciosa de larga duración, que precede en 15 o 20 años a la manifestación de los síntomas. Esto ha abierto la perspectiva a investigaciones para la detección precoz y la prevención, con la esperanza de que los fármacos ensayados en personas enfermas pudieran ser eficaces de ser administrados en etapas previas, cuando los daños cerebrales no fuesen ya irreversibles. Un ejemplo es el Estudio Alfa[13], impulsado por la Fundación Pasqual Maragall, para conocer mejor el inicio y desarrollo de la enfermedad y los biomarcadores y factores de riesgo que podrían incidir en su desarrollo. Respecto a los medicamentos ensayados, tras muchos años de resultados ineficaces en la modificación biológica de la enfermedad o de frenar su avance, estamos ahora ante un escenario optimista y esperanzador tras las primeras aprobaciones (no aún en Europa, al cierre de la edición de este libro) de tratamientos farmacológicos que, por primera vez, han obtenido resultados positivos en este sentido.

De todo ello y de los indiscutibles progresos de la investigación, así como de las esperanzas puestas en un futuro optimista, vamos a hablar en los restantes capítulos de este libro.

5. El panorama actual del impacto de la enfermedad de Alzheimer

La OMS ofrece una serie de datos relacionados con la demencia[14], como los que a continuación exponemos. La cifra de 55 millones de personas con demencia que se estimó en 2019 probablemente se convertirá en 139 millones en 2050, algo en lo que tiene mucho que ver el envejecimiento demográfico del que hemos hablado en el capítulo anterior. Actualmente, el 60 % de las personas con demencia viven en países de ingresos medios y bajos y cada año se diagnostican 10 millones de casos nuevos en todo el mundo. La demencia es el resultado de diversas enfermedades y alteraciones que afectan al cerebro, mayoritariamente neurodegenerativas, y se estima que el alzhéimer es la causante en un 60 o 70 % de los casos. La demencia, además de ser la séptima causa de muerte, es una de las principales causantes de discapacidad y dependencia entre las personas mayores. Los costes globales de demencia en 2019 se calcularon en 1.3 trillones de dólares, la mitad atribuibles al cuidado provisto en el entorno familiar. Y, siguiendo con datos de la OMS, a las mujeres les afecta desproporcionalmente la demencia directa e indirectamente. De forma directa porque la incidencia y la discapacidad producida en las mujeres es mayor y, de forma indirecta, porque proporcionan el 70 % de las horas de cuidado que precisan las personas con demencia.

En un contexto geográfica y políticamente más cercano, se estima que son más de 900 000 personas las que padecen demencia en España[15], lo que, tomando como referencia lo referido por la Asociación de Alzheimer en Estados Unidos (Alzheimer's Association), puede aproximarse a una de cada 10 personas mayores de 65 años y un tercio de las mayores de 85[16]. Los costes sociales, informales e indirectos han sido estimados recientemente en un estudio europeo en unos 30 000 euros anuales por persona afectada[17], y un porcentaje importante lo asumen las familias.

Los avances del conocimiento sobre la enfermedad de Alzheimer y de otras enfermedades neurodegenerativas han ido mucho más rápido que el reconocimiento de la figura de las personas cuidadoras, normalmente reflejada en un familiar que se ve desbordado por los cuidados que precisa su ser querido afectado por un proceso neurodegenerativo. Más de un siglo después del descubrimiento de la enfermedad de Alzheimer, esta figura está poco reconocida socialmente y la atención que reciben las personas cuidadoras es claramente insuficiente y, en gran medida, dependiente del asociacionismo y entidades no gubernamentales. Es paradójico que quien se ocupaba del cuidado de Auguste Deter en el entorno familiar era su marido, pero, hoy en día, las tareas de cuidado aún recaen mayoritariamente en mujeres y, aunque se va progresando hacia un eventual equilibrio de género y hacia la atención específica que precisan las personas cuidadoras, aún queda mucho por hacer para visibilizar, reconocer y apoyar la tarea del cuidado en nuestra sociedad. Este es un tema que daría para otro libro.

Es fundamental que se incrementen los esfuerzos en investigación hacia las enfermedades neurodegenerativas, que más que por causa de mortalidad, tienen un impacto elevadísimo en los años vividos con discapacidad, aspecto referido en el anterior capítulo. La edad es el principal factor de riesgo para desarrollar enfermedades neurodegenerativas, aunque algunas aparecen en personas jóvenes. Ante el creciente envejecimiento poblacional a nivel mundial, hay que actuar para hacerlo sostenible. Según las previsiones científicas y epidemiológicas, la detección precoz y la prevención del desarrollo de la enfermedad que sean capaces de retrasar la aparición de los síntomas unos 5 años, reduciría drásticamente el número de personas afectadas por la discapacidad que supone y, por tanto, los costes personales, sanitarios, sociales y económicos. En el avance de estas investigaciones, cada vez hay más evidencias científicas que apoyan la relevancia de la prevención a lo largo de la vida. Por ejemplo, sabemos de la importancia que los hábitos de vida saludables pueden tener en la prevención del alzhéimer que, en definitiva, contribuirán a promover la salud cerebral.

Sigamos leyendo para adentrarnos y desgranar estos y otros aspectos interesantes sobre la enfermedad de Alzheimer.

3
Deterioro cognitivo y demencia

Nina Gramunt Fombuena, Anna Brugulat Serrat y Oriol Grau Rivera

El deterioro cognitivo, la demencia y el envejecimiento son conceptos relacionados, pero claramente diferenciables. A medida que la población mundial envejece, se intensifica la preocupación por los cambios asociados a la edad, a la vez que se investiga en la identificación temprana y la comprensión de los factores de riesgo del envejecimiento patológico, es decir, de enfermedades particularmente frecuentes en edades avanzadas.

El envejecimiento conlleva una serie de cambios fisiológicos que afectan a nuestro organismo, incluyendo el sistema nervioso, y comportando un impacto en aspectos físicos y mentales. Con los años, el cerebro experimenta tanto pérdida neuronal como afectación de los vasos sanguíneos, lo que repercute en las capacidades cognitivas. Estas pequeñas alteraciones se consideran normales, pues son una consecuencia natural del envejecimiento, similar a otros déficits como la pérdida auditiva o visual, o la disminución de la agilidad o velocidad motora. De hecho, una gran parte de nuestras capacidades cognitivas alcanzan su máximo rendimiento durante la juventud, seguido de un progresivo pero sutil decremento a lo largo de los años. Esto no impacta significativamente en la vida diaria, permitiéndonos conservar nuestra autonomía e independencia. Los problemas y preocupaciones aparecen, precisamente cuando el decremento cognitivo progresa de forma más rápida o intensa de lo esperable, lo que, en algunos casos, llega a limitar la autonomía personal, como ocurre en las personas con demencia.

1. El cerebro también envejece

El envejecimiento cerebral es un proceso complejo y poliédrico que supone una miríada de cambios estructurales y funcionales, a pesar de que exista una variabilidad interindividual.

Estructuralmente se observan cambios como la atrofia y variaciones en la sustancia blanca, pero también se producen cambios neuroquímicos, vasculares o reorganización de conexiones neuronales. Detrás de todo ello, se observan cambios de tipo funcional, como en los patrones de las ondas cerebrales registradas por un electroencefalograma o cierta disminución o declive en algunas funciones cognitivas, como hemos visto en el capítulo anterior.

Uno de los cambios más evidentes a medida que envejecemos es el de la pérdida de masa cerebral correspondiente a un lento y progresivo proceso de atrofia. Aunque no hay un momento límite claro, el cerebro empieza a perder volumen mucho antes de lo que quizás podamos pensar, tal vez desde la década de los 30 años, pero, con seguridad, desde la de los 40, empezando a ser más evidente a partir de los 60 y muy evidente a partir de los 85 años. El peso normal del cerebro de una persona adulta es de entre 1200 y 1400 gramos, mientras que el de una persona centenaria suele ser de algo menos que de 1100 gramos. Es también relevante la disminución de la densidad cortical, es decir, un progresivo adelgazamiento que se produce en la corteza cerebral por la pérdida de neuronas, así como de la disminución de conexiones entre ellas. La pérdida de volumen cerebral se produce de forma generalizada, pero hay algunas áreas más susceptibles a ello, como los lóbulos frontales y el hipocampo.

Los lóbulos frontales son los más grandes de los cuatro lóbulos que forman el cerebro (los otros tres son los temporales, los parietales y los occipitales), se ubican detrás de la frente y tienen un papel clave en aspectos como el control de la conducta, la inhibición de impulsos, la flexibilidad del pensamiento, de razonamiento lógico o la capacidad de planificación y de adaptación al cambio. El hipocampo es una estructura contenida en los lóbulos temporales que, entre otras cosas, es clave para la formación y retención de nuevas memorias y, como veremos en el siguiente apartado, es de las primeras estructuras afectadas por el alzhéimer. En el gráfico 3.1 se muestra una representación gráfica de los cuatro lóbulos cerebrales, el tronco del encéfalo y el cerebelo, que son las estructuras que componen el encéfalo, y algunas de sus funciones básicas.

Es probable que el menor número de conexiones y los cambios en la sustancia blanca sean los principales contribuyentes a uno de los cambios cognitivos más frecuentes con el envejecimiento, que es la disminución de la velocidad de procesamiento de la información. La sustancia blanca está formada por fibras de mielina, una sustancia que recubre los axones (largas prolongaciones de las neuronas por las que se transmiten los impulsos electroquímicos que permiten la comunicación entre ellas). La mielina actúa como una capa aislante que facilita la transmisión de los impulsos eléctricos a lo largo de los axones. Con los años, la integridad de estos recubrimientos de mielina se ven afectados y, en consecuencia, la velocidad de transmisión de información, aunque se siga produciendo de forma efectiva, se enlentece. Por poner un ejemplo metafórico, imaginemos un cable eléctrico que pierde parte de su recubrimiento conductor; la corriente puede seguir pasando por él, pero seguramente no de forma tan fluida y, por tanto, más lentamente.

Gráfico 3.1. Estructura y funciones básicas de nuestro cerebro

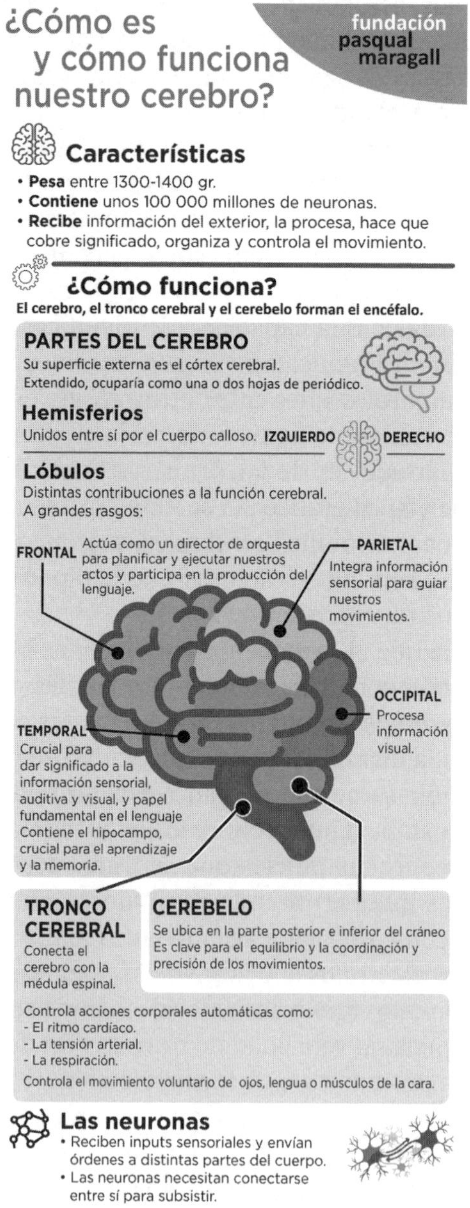

¿Cómo es y cómo funciona nuestro cerebro?

fundación pasqual maragall

Características

- **Pesa** entre 1300-1400 gr.
- **Contiene** unos 100 000 millones de neuronas.
- **Recibe** información del exterior, la procesa, hace que cobre significado, organiza y controla el movimiento.

¿Cómo funciona?

El cerebro, el tronco cerebral y el cerebelo forman el encéfalo.

PARTES DEL CEREBRO

Su superficie externa es el córtex cerebral.
Extendido, ocuparía como una o dos hojas de periódico.

Hemisferios

Unidos entre sí por el cuerpo calloso. IZQUIERDO / DERECHO

Lóbulos

Distintas contribuciones a la función cerebral. A grandes rasgos:

FRONTAL Actúa como un director de orquesta para planificar y ejecutar nuestros actos y participa en la producción del lenguaje.

PARIETAL Integra información sensorial para guiar nuestros movimientos.

OCCIPITAL Procesa información visual.

TEMPORAL Crucial para dar significado a la información sensorial, auditiva y visual, y papel fundamental en el lenguaje Contiene el hipocampo, crucial para el aprendizaje y la memoria.

TRONCO CEREBRAL

Conecta el cerebro con la médula espinal.

CEREBELO

Se ubica en la parte posterior e inferior del cráneo Es clave para el equilibrio y la coordinación y precisión de los movimientos.

Controla acciones corporales automáticas como:
- El ritmo cardíaco.
- La tensión arterial.
- La respiración.

Controla el movimiento voluntario de ojos, lengua o músculos de la cara.

Las neuronas

- Reciben inputs sensoriales y envían órdenes a distintas partes del cuerpo.
- Las neuronas necesitan conectarse entre sí para subsistir.

Fuente: Imagen adaptada del Blog «Hablemos del Alzheimer»[1] de la Fundación Pasqual Maragall.

Con el avance de la edad también se producen cambios a nivel químico en el cerebro, como sucede en algunos neurotransmisores, que son sustancias que actúan de mensajeros entre las neuronas y, por tanto, claves en el proceso comunicativo entre ellas.

También se observan cambios vasculares en un cerebro envejecido, cambios en la integridad de los vasos sanguíneos que repercuten en el aporte necesario de nutrientes para un óptimo funcionamiento del cerebro y de las capacidades cognitivas. Como veremos e insistiremos en el siguiente capítulo, el control de los factores de riesgo cardiovascular, como la hipertensión, la obesidad u otros, es altamente relevante para el fomento de un envejecimiento cerebral lo más saludable posible.

Un último cambio que nos gustaría destacar es el de la alteración de la dinámica de funcionamiento, producción o eliminación de algunos productos derivados del metabolismo cerebral (procesos químicos que ocurren en el cerebro para obtener energía y realizar funciones esenciales), como es el caso de la proteína beta-amiloide que sabemos que se acumula en exceso en el alzhéimer, como vamos a ver en el siguiente capítulo. No obstante, como veremos más adelante, no siempre hay correspondencia entre cambios neuropatológicos en el cerebro y manifestaciones en forma de síntomas (por ejemplo, en algunas personas se encuentra patología alzhéimer al analizar su cerebro tras una autopsia, sin que hubiesen presentado síntomas de deterioro cognitivo en vida). Esto es algo que añade complejidad a la diferenciación entre normalidad y patología o el establecimiento de límites entre una condición y la otra cuando nos hacemos mayores.

El conjunto de cambios que se producen en el cerebro que envejece contribuye, en forma diferente cada aspecto, a explicar algunos cambios cognitivos propios de la edad, como los que explicaremos a continuación.

2. Lo esperable del envejecimiento cognitivo

La pérdida cognitiva sutil que se experimenta como consecuencia del envejecimiento normal o fisiológico está bien documentada por numerosos estudios[2] que han contribuido a definir un patrón de envejecimiento cognitivo normal y por baremos de rendimiento que permiten distinguirlo de un envejecimiento patológico. Para ello, se han tenido en cuenta distintas variables, como la edad, el nivel educativo (los años de escolaridad y formación acumulados) y el sexo, entre otras. Los resultados indican que el patrón de alteración cognitiva no suele ser global y homogéneo, sino que hay algunas capacidades que son más vulnerables al deterioro con la edad, mientras que otras se mantienen relativamente preservadas[3,4]. Efectivamente, los cambios estructurales y funcionales que suceden en el cerebro con el envejecimiento representan la base de las variaciones individuales en las capacidades cognitivas con los años. El paso del tiempo nos hace más diferentes; al nacer somos mucho más parecidos. Por eso hay que considerar la alta heterogeneidad del envejecimiento cerebral, que hace a cada uno muy diferente del resto, y eso se refleja sustancialmente en el rendimiento cognitivo[5].

Dentro de esta heterogeneidad cognitiva del envejecimiento, podemos dar unas pinceladas de cómo la vulnerabilidad derivada de la edad puede afectar a distintas capacidades cognitivas:

- **Atención.** Se experimentan más dificultades de concentración al realizar una o varias tareas de forma simultánea.

- **Velocidad de procesamiento.** La rapidez para procesar, almacenar y recuperar información disminuye, afectando al tiempo de reacción ante imprevistos y tareas complejas.

- **Orientación visoespacial.** Se presenta mayor dificultad para procesar información no verbal, afectando a la orientación en el espacio.

- **Funciones ejecutivas.** Se requiere más tiempo para analizar y solucionar problemas complejos.

- **Memoria.** La memoria de trabajo tiende a decaer. Este tipo de memoria es la que opera con información retenida y procesada de forma inmediata y durante un breve período de tiempo (de segundos a algún minuto). Gracias a ella podemos, por ejemplo, realizar ágilmente un cálculo mental. Con el avance de la edad también es frecuente tener dificultades en algunos aspectos de la memoria episódica reciente (en esencia, es aquella que recoge información sobre los hechos del día a día), tal vez de detalles de una conversación, una cita, o nombres de personas recientemente conocidas. En contraste, la memoria episódica a largo plazo, de recuerdos del pasado está más preservada. La memoria semántica, por su parte, que es la que recoge el conocimiento y los aprendizajes adquiridos a lo largo de la vida, es muy resistente al proceso de envejecimiento.

- **Lenguaje.** La fluidez verbal a menudo se resiente, con frecuentes dificultades para encontrar aquella palabra adecuada durante una conversación.

Estas capacidades cognitivas más vulnerables tienen un reflejo en nuestra vida cotidiana, como puede ser el olvidar fechas o sentir incomodidad ante los cambios. Sin embargo, no comportan necesariamente un indicio de alzhéimer. En la mayoría de los casos son consecuencias normales del envejecimiento. Citamos a continuación hasta diez ejemplos de situaciones que pueden darse con cierta frecuencia en edades avanzadas, y que no tienen por qué estar indicando ninguna situación patológica:

- Olvidar, ocasionalmente, fechas señaladas. No es extraño y, de hecho, nos pasa a todas las personas. Olvidarse de la fecha de un cumpleaños, de una cita médica, de un nombre...

- Cometer errores puntuales en actividades de la vida diaria, por ejemplo, al cocinar o poner la colada, siempre y cuando seamos conscientes de ello. No es raro olvidarse de un paso en una receta u olvidarse de apretar el botón que pone en marcha la lavadora.

- Necesitar ayuda para usar electrodomésticos o equipos electrónicos nuevos. Es normal que perdamos cierta agilidad a la hora de utilizar nuevas tecnologías o de usar por primera vez cualquier aparato.

- No encontrar una palabra durante una conversación. Es algo frecuente. Queremos hallar la palabra exacta, pero aun sabiendo lo que queremos decir, no la encontramos. Por lo general, no obstante, a veces con la ayuda de pistas o, simplemente, al cabo de un rato, cuando ya no pensamos en ello, la palabra nos suele acudir a la mente. Por tanto, no debe de ser motivo de preocupación, excepto cuando la dificultad de emplear las palabras adecuadas se hace muy evidente, sobre todo para los demás, e interfiere en la fluidez de una conversación, escenario en el que convendría procurar un asesoramiento profesional.

- Perder cosas ocasionalmente siendo conscientes de que lo más probable es que las hayamos perdido y, en general, ser capaces de encontrarlas.

- Dejar de participar en algunas actividades sociales. Según envejecemos, puede suceder que sintamos más cansancio, que no tengamos las mismas ganas de participar en determinadas actividades sociales o de continuar con algunas aficiones porque quizás ahora ya no nos apetezcan.

- Sentir incomodidad ante los cambios. Tal vez se tengan establecidas unas rutinas desde hace años para llevar a cabo ciertas actividades y nos sintamos cómodos y seguros con ellas. No tiene por qué resultar extraño que, a medida que vayamos envejeciendo, los cambios se nos hagan más difíciles de aceptar.

- Ser menos tolerante con los demás. Es posible, por otra parte, que toleremos menos las actitudes de otras personas con las que nos relacionamos y que, a su vez, nos apetezca más realizar determinadas actividades en solitario.

- Mostrar menos interés por las cosas nuevas. Aunque la capacidad de aprender no se pierde con el envejecimiento, sí que puede suceder que se perciba de antemano como un reto o que el contenido de nuevos aprendizajes no resulte atractivo y se muestre desinterés.

- Sentirse menos ágil mentalmente. La velocidad de procesamiento de información se ve afectada por la edad, comportando que a menudo se precise de más tiempo para realizar tareas que requieran un cierto esfuerzo cognitivo, como resolver problemas o seguir una lógica argumentativa, haciendo que no nos sintamos mentalmente tan ágiles.

Ahora bien, si se suman muchos de estos factores y representan un cambio importante respecto a nuestra manera de ser habitual y experimentamos dificultades para llevar a cabo las actividades diarias con normalidad, sí deberíamos solicitar consulta médica, ya que podría ser indicativo de alguna enfermedad o alteración y conviene estudiarlo adecuadamente para recibir, si es el caso, un diagnóstico preciso y el mejor tratamiento posible. Si es la actitud o los despistes de alguna persona cercana lo que nos preocupa, observaremos si esos cambios le impiden o dificultan desarrollar actividades cotidianas, como llevar la contabilidad doméstica, tomar la medicación correctamente o ir a la compra, si se desorienta en lugares conocidos, repite en bucle el mismo tema o no recuerda datos relevantes recientes, como qué ha comido o detalles importantes de una conversación mantenida hace poco.

Pedir consejo médico ante señales de alerta de un deterioro cognitivo incipiente es crucial para evaluar causas, monitorizar la evolución y adoptar estrategias terapéuticas y preventivas hacia sus posibles consecuencias.

3. ¿Qué es una demencia?

Demencia es un concepto que responde a un conjunto de signos y síntomas producidos por una alteración cerebral que provoca la pérdida de capacidades cognitivas de la persona afectada. Normalmente se acompaña de alteraciones del estado de ánimo y de la conducta. Implica un deterioro progresivo, que se agrava con el tiempo e impide que la persona pueda llevar a cabo sus actividades cotidianas de manera independiente, lo que conlleva una pérdida de autonomía cada vez mayor hasta alcanzar un estado de total dependencia de terceras personas.

El desarrollo de una demencia indica un proceso neurológico patológico, caracterizado por un acusado deterioro cognitivo, global y progresivo, que contrasta con una afectación leve esperable en el envejecimiento cognitivo normal. La demencia no es una enfermedad en sí misma, sino una condición médica que puede tener diferentes causas que tienen en común un daño cerebral suficientemente importante como para generar un deterioro cognitivo grave. La principal causa son las enfermedades neurodegenerativas, de las que hemos hablado en el capítulo anterior y, entre ellas, la enfermedad de Alzheimer. No obstante, existen muchas otras causas, como veremos a continuación. Así pues, alzhéimer y demencia, lejos de ser sinónimos, son dos conceptos distintos, aunque estrechamente relacionados.

4. El envejecimiento no es causa de demencia

La demencia no forma parte del proceso de envejecimiento normal. Es cierto que el envejecimiento tiene un cierto impacto en algunas funciones cognitivas, ralentizando muchas de nuestras actividades, pero no es causa de demencia. De hecho, hay muchas personas que llegan a edades muy avanzadas con sus capacidades cognitivas casi intactas.

La demencia senil no existe

La demencia senil, como tal, no existe. Es un término que se empleaba cuando no se tenía tanto conocimiento acerca de los distintos tipos de demencia y sus causas. Sabiendo hoy en día que la enfermedad de Alzheimer es la causa más frecuente de demencia, es muy probable que muchos de los casos que se atribuyeron erróneamente a demencia senil fueran, en realidad, demencia por alzhéimer. Hablar de demencia senil solo porque la demencia se manifiesta a partir de cierta edad empobrece el diagnóstico (ya que no se especifica cuál es la alteración cerebral de base) e induce a confusión, porque puede dar pie a pensar que en edades avanzadas es normal padecer demencia. Cuando una persona presenta demencia, sea a la edad que sea, es porque algo la está causando, pero no es una consecuencia únicamente del envejecimiento. Por eso, es importante desterrar el uso del concepto «demencia senil», también del lenguaje popular, porque contribuye a perpetuar errores y percepciones que estigmatizan el envejecimiento.

La investigación científica indica que, en muchos casos, las causas del desarrollo de una demencia obedecen en gran medida a las consecuencias adversas de varios factores de riesgo que son potencialmente evitables y susceptibles de ser controlados. Adoptar hábitos de vida saludables puede contribuir a prevenir en parte dichos efectos adversos, como veremos en capítulos posteriores.

Una forma de clasificar las demencias se basa en la posibilidad de recuperación del déficit cognitivo y de la causa subyacente, distinguiendo entre demencias irreversibles, cuyo curso no se puede revertir ni modificar con los tratamientos disponibles en la actualidad, y demencias reversibles. En las demencias reversibles, el abordaje de las causas que originan el cuadro de demencia (por ejemplo, tratar una infección o corregir un problema metabólico) puede tener un efecto directo sobre los síntomas, permitiendo potencialmente estabilizar o mejorar el deterioro cognitivo e incluso, en algunos casos, revertir por completo los síntomas. Algunas causas de estos episodios de demencia reversible incluyen traumatismos craneoencefálicos por accidentes o caídas severas, tumores cerebrales, ciertas infecciones bacterianas o virales, consumo de drogas o ciertos fármacos, abuso de alcohol y deficiencias hormonales o vitamínicas. Desafortunadamente, la mayoría de los tipos de demencia se deben a causas irreversibles. Aun así, ante cualquier sospecha de deterioro cognitivo es muy importante descartar causas potencialmente tratables puesto que esto puede condicionar un cambio muy importante en el pronóstico. Vamos a ver los principales tipos de demencias irreversibles y alguna forma de clasificarlas.

El alzhéimer es la principal causa de demencia

La causa más habitual de demencia irreversible es la enfermedad de Alzheimer, que representa entre el 60 y 70 % de los casos[6], como hemos indicado en el anterior capítulo. Es una enfermedad cerebral de larga duración producida por cambios patológicos que alteran progresivamente el funcionamiento de las neuronas, de ahí que se englobe dentro de las enfermedades neurodegenerativas y sea también la más frecuente. Durante muchos años, la persona no presenta síntomas debido a la capacidad del cerebro para compensar estas alteraciones. Es la llamada fase preclínica del alzhéimer, que será abordada en mayor detalle en un capítulo posterior. Sin embargo, llega un momento en que esta capacidad se agota y aparecen los primeros indicios de deterioro cognitivo, habitualmente restringidos a problemas de memoria reciente al inicio, que finalmente llevan al desarrollo de demencia.

Aunque la enfermedad de Alzheimer es la principal causa de demencia, no es la única. La segunda causa más frecuente está relacionada con alteraciones vasculares cerebrales, de la circulación sanguínea cerebral, dando lugar a otro tipo de demencia: la demencia vascular. Otras enfermedades neurodegenerativas, como la enfermedad por cuerpos de Lewy, o alteraciones metabólicas, como las producidas por el alcoholismo crónico u otros tipos de enfermedades, también pueden ser causa de una demencia. Aunque se calcula que una de cada diez personas mayores de 65 años padece algún tipo de demencia, la demencia no es patrimonio exclusivo del envejecimiento. Es decir, ciertos tipos de demencia pueden aparecer en personas relativamente jóvenes. Por último, es importante destacar que es habitual que distintas causas patológicas de demencia (por ejemplo, alteraciones propias del alzhéimer y vasculares) puedan coexistir en una misma persona, como veremos en mayor detalle en el capítulo 4.

Una forma de clasificar las demencias

Los tipos de demencia, además de por derivarse de una causa reversible o irreversible, también se pueden clasificar según las zonas cerebrales afectadas, dividiéndose principalmente en afectación de predominio cortical o subcortical, aunque no siempre la distribución de las lesiones es tan clara. Por cortical se entienden las estructuras del córtex o corteza cerebral, que es la superficie externa del cerebro y es muy extensa (aproximadamente equivalente a entre una y dos hojas de periódico). Está contenida en el cráneo gracias a numerosos pliegues y hendiduras que le dan esa forma característica al cerebro, similar a una nuez. Por debajo de la corteza encontramos la sustancia blanca, formada por prolongaciones nerviosas recubiertas de mielina que les da un color blanquecino y que permiten la transmisión de información entre diferentes regiones del cerebro. La sustancia blanca y las estructuras profundas del cerebro conforman la parte subcortical.

Demencias corticales

En las demencias corticales la alteración afecta principalmente a la corteza (o córtex) cerebral, que desempeña un papel crucial en los procesos cognitivos de la memoria y el lenguaje. En el cerebro de las personas afectadas por una demencia cortical se observa una disminución característica del grosor del córtex cerebral, afectando significativamente a la memoria y el lenguaje, con dificultad o incapacidad para evocar palabras y/o para comprender el lenguaje común. La demencia debida a enfermedad de Alzheimer es un caso típico de demencia cortical. Otro ejemplo, de la que hablaremos en detalle más adelante, es la debida a la degeneración lobular frontotemporal, que da lugar a la demencia frontotemporal.

Demencias subcorticales

En las demencias subcorticales la disfunción fundamental afecta partes del cerebro situadas por debajo de la corteza cerebral. En estos casos, las manifestaciones iniciales suelen ser la disminución en la capacidad de atención y lentitud del pensamiento, así como variaciones significativas en el estado de ánimo y la coordinación de movimientos. A diferencia de cómo sucede en las demencias corticales, en las de causa subcortical las pérdidas de memoria o de lenguaje no suelen estar entre los primeros síntomas. Algunos ejemplos de este grupo son las demencias derivadas de la enfermedad de Parkinson o la de Huntington.

Demencias mixtas

A menudo, la demencia puede considerarse córtico-subcortical porque ambas áreas cerebrales se ven afectadas. Este subtipo es común en las demencias de origen vascular, ya que la afectación del sistema circulatorio tiene un impacto en el funcionamiento de todo el cerebro. Hablaremos en el siguiente apartado la demencia vascular en mayor detalle.

5. Demencias frecuentes distintas al alzhéimer

Como ya se ha mencionado, la enfermedad de Alzheimer es la causa más frecuente de demencia, pero existen otras causas. La segunda causa más común de demencia es la de tipo vascular, aunque, en personas menores de 65 años, la segunda más frecuente es la demencia frontotemporal[7]. La demencia por cuerpos de Lewy también es otra causa frecuente de demencia. Vamos a verlas con mayor detalle.

Demencia vascular

La demencia vascular está causada por alteraciones de la circulación sanguínea en diferentes regiones del cerebro, provocando una insuficiencia o privación de oxígeno y nutrientes, esenciales para su adecuado funcionamiento[8]. Los cambios cognitivos pueden aparecer abruptamente después de un ictus o accidente cerebrovascular que interrumpe la circulación en algún territorio específico de la circulación cerebral, causando síntomas relevantes de forma inmediata. No obstante, la alteración cognitiva vascular también puede desarrollarse de forma más sutil y progresiva, como resultado de la acumulación de pequeños infartos o déficits crónicos en la perfusión cerebral que afectan a la circulación de vasos sanguíneos más pequeños en múltiples territorios cerebrales, provocando una alteración gradual cada vez más generalizada.

A diferencia de la demencia producida por la enfermedad de Alzheimer, en la demencia vascular el inicio puede ser más o menos brusco y la progresión es variable, porque está relacionada con la localización y la cantidad de alteraciones vasculares en el cerebro. El curso de los síntomas suele ser más escalonado y fluctuante, no tan continuo y progresivo como en el caso del alzhéimer. En el ámbito médico y de investigación, muchas personas expertas prefieren emplear el término *alteración cognitiva vascular*, para expresar mejor el concepto de que las alteraciones cognitivas pueden oscilar de leves a graves. Es decir, que no todas las personas con alteración cognitiva vascular llegan a desarrollar demencia. A menudo, los cambios vasculares cerebrales coexisten con las alteraciones relacionadas con otros tipos de demencia, como la enfermedad de Alzheimer o los propios de la demencia por cuerpos de Lewy, dando lugar a una demencia mixta, cuyo curso y síntomas dependerá de la combinación de factores y causas que la provoquen.

El tratamiento del deterioro cognitivo vascular se fundamenta en un correcto control de diferentes factores de riesgo vascular, como la hipertensión arterial, la diabetes o los niveles altos de colesterol. En algunos casos pueden estar indicados tratamientos para prevenir la formación de trombos, así como algunos medicamentos cuya indicación principal es la enfermedad de Alzheimer, pero han demostrado cierto beneficio en la demencia vascular.

La alteración cognitiva vascular no siempre es fácilmente reconocible, por lo que es recomendable prestar atención a posibles problemas cognitivos en personas consideradas de riesgo para este tipo de afectación, habitualmente aquellas que hayan padecido o padezcan ictus, hipertensión arterial, colesterol elevado, diabetes u otros factores de riesgo cardiovascular. Por lo tanto, llevar a cabo una vida activa y saludable, incluyendo no fumar, limitar el consumo de alcohol, controlar la tensión arterial, el colesterol y la glucosa, mantener una dieta saludable, un peso adecuado y realizar ejercicio físico regularmente son consejos clave para la prevención de la demencia vascular y otros trastornos cognitivos.

Demencia por cuerpos de Lewy

En algunos casos, como el de la demencia por cuerpos de Lewy, al igual que en el de la demencia frontotemporal, el término *demencia* forma parte del nombre por el que se identifican y se conocen estas enfermedades. Merece la pena hacer esta mención puesto que conviene recordar que, técnicamente, la demencia, más que la enfermedad en sí misma, es la consecuencia de un proceso patológico cerebral, en la mayoría de los casos, de origen neurodegenerativo.

Así pues, la demencia por cuerpos de Lewy es una enfermedad neurodegenerativa que afecta principalmente a las funciones cognitivas (derivando en demencia) y a las funciones motoras. Su nombre proviene de la presencia de inclusiones anormales en el tejido cerebral conocidas como cuerpos de Lewy, en reconocimiento al patólogo alemán Friedrich H. Lewy, quien los describió por primera vez a principios del siglo XX. Estos cuerpos consisten en acumulaciones de algunas proteínas, principalmente de la alfasinucleína, que se agrupan en el tejido cerebral formando unos depósitos insolubles que interfieren en la función de las neuronas. Se ubican en áreas clave del cerebro, como la corteza cerebral, el tronco del encéfalo, y un área específica llamada sustancia negra, dando lugar a una combinación compleja de síntomas. Por un lado, aparecen síntomas cognitivos, es decir, los que afectan a funciones mentales superiores, como la memoria, el lenguaje o el razonamiento. Son muy características las fluctuaciones en el nivel de alerta y atención. En esta enfermedad es habitual la presencia de alucinaciones visuales y de trastornos del sueño. Por otro lado, hay un gran grupo de síntomas de tipo motor, como temblores y rigidez muscular. En síntesis, el diagnóstico de demencia por cuerpos de Lewy se define por un declive cognitivo progresivo en el que la alteración de memoria no es necesariamente lo más prominente al inicio, pero se hace evidente con la progresión. En fases tempranas son más característicos los déficits en atención, funciones ejecutivas o de capacidades visuoperceptivas[9].

El diagnóstico de la demencia por cuerpos de Lewy puede ser difícil, debido a la diversidad de sus síntomas y a la superposición, tanto clínica como neuropatológica, con otras enfermedades neurodegenerativas. Específicamente, comparte características con la enfermedad de Parkinson y la de Alzheimer. El hecho de que la demencia por cuerpos de Lewy afecte tanto a la cognición como al movimiento causa un impacto muy importante en la calidad de vida de quienes la padecen, así como de sus familiares y, particularmente, de quienes les cuidan.

La edad de aparición de la enfermedad es variable, normalmente a partir de los 60 años, aunque puede aparecer en personas más jóvenes, pero de forma mucho menos frecuente. No existe ningún tratamiento que sea capaz de parar o revertir el curso de la enfermedad. El tratamiento, tanto farmacológico como no farmacológico, se centra en aliviar los síntomas, y el manejo integral de la enfermedad suele implicar la colaboración de profesionales de distintas disciplinas y especialidades para brindar el mejor cuidado posible.

Demencia frontotemporal

En la mayoría de los casos de demencia, la causa subyacente es de origen neurodegenerativo. Existe una forma de neurodegeneración que afecta específicamente a los lóbulos frontales y temporales del cerebro, situados detrás de las cejas y a la altura de las orejas, respectivamente. Esta afectación se llama «degeneración lobular frontotemporal» (DLFT) que es la base neuropatológica de la demencia frontotemporal, que recibió especial atención recientemente cuando se hizo público que el actor Bruce Willis padece una de sus variantes. Dentro de las demencias de origen neurodegenerativo, la demencia frontotemporal ocupa la tercera posición, por detrás de la demencia con cuerpos de Lewy, pero, en personas menores de 65 años, representa la segunda causa de demencia, solo por detrás de la provocada por el alzhéimer[10].

En este tipo de demencia se observa un proceso neurodegenerativo con atrofia focal de los lóbulos frontales y/o temporales del cerebro. Los síntomas varían según la región cerebral afectada, la progresión de la enfermedad y sus variantes[11], dando lugar a tres grandes variantes: conductual, afasia progresiva primaria (con distintas modalidades) y variante asociada a trastornos del movimiento. Se describen brevemente a continuación.

Variante conductual

Es la forma más frecuente de presentación de las degeneraciones lobulares frontotemporales, representando entre un 60-70 % de estos casos. Sus síntomas suelen aparecer antes de los 65 años, con cambios en la personalidad y la conducta, a menudo con un comportamiento desinhibido, como una pérdida de regulación de los filtros de los que depende, por ejemplo, atenerse a normas de educación y de comportamiento en sociedad. También son frecuentes y muy características la apatía, la impulsividad, la falta de empatía o las conductas estereotipadas y repetitivas. Cognitivamente, hay una alteración precoz de las funciones ejecutivas, que afectan a la lógica, el razonamiento o la capacidad de planificación. En contraste, las funciones visuales, perceptivas y la memoria suelen estar preservadas en las fases iniciales. El lenguaje se afecta de forma variable pero progresiva. Conforme la enfermedad progresa, es común observar, entre otras, conductas en apariencia irresponsables, irritabilidad o cierta agresividad, pérdida de empatía, comportamientos sexuales inapropiados, cambios en los hábitos alimenticios (por ejemplo, consumo excesivo de dulces) y despreocupación por la higiene o el cuidado personal. Además, suele estar acompañado de ausencia de conciencia de la propia enfermedad, lo que se llama anosognosia, haciendo especialmente difícil el abordaje del día a día por parte de las personas cuidadoras. La velocidad de progresión de la enfermedad es variable, estimándose unos ocho años de esperanza de vida desde el diagnóstico.

Afasia progresiva primaria

La afasia progresiva primaria se caracteriza por un deterioro progresivo del lenguaje de causa neurodegenerativa, siendo menos frecuente que la variante conductual. El principal síntoma es la alteración del lenguaje desde el inicio de la manifestación clínica, estando el resto de las capacidades cognitivas diferencialmente preservadas, al menos hasta fases moderadas de la progresión. En función de las zonas de los lóbulos frontales y temporales que estén afectadas, se distinguen distintas modalidades de afasia progresiva primaria:

- **Variante agramatical o no fluente.** Las dificultades principales se dan en la pronunciación y producción de las palabras. Las personas que padecen esta variante de afasia progresiva primaria suelen hablar lentamente y con esfuerzo (apraxia del habla), cometiendo frecuentes errores gramaticales. Es decir, dificultad o déficit en el uso correcto de elementos gramaticales afectando a la sintaxis de las oraciones. Por ejemplo: «Hoy cooo...-mi-do fruta y rica», queriendo decir: «Hoy he comido fruta y estaba rica». La comprensión, sin embargo, está contrastadamente preservada.

- **Variante semántica.** En este caso, las dificultades lingüísticas predominantes se dan en la denominación y la comprensión. Quienes presentan esta variante tienen importantes dificultades para nombrar cosas u objetos que conocen bien y les cuesta comprender el significado de palabras que antes conocían. Esto suele ocurrir por confrontación; es decir, cuando se refieren a objetos que están viendo en ese momento. Como compensación por las palabras que no les salen tienden a emplear palabras parecidas en su sonido o de un mismo campo semántico, pero no adecuadas a lo que quieren decir, o emplear rodeos o, incluso, palabras inventadas, haciendo todo ello que su habla suene aparentemente normal, pero a menudo carente de significado. Por ejemplo: «Esa mesa está rosa; te caerás», queriendo decir: «Esa silla está rota; te caerás».

- **Variante logopénica.** En esta forma específica dentro de la demencia frontotemporal, la dificultad principal está en encontrar las palabras adecuadas durante la conversación. Por ello, hacen pausas frecuentes. También suelen tener dificultad para repetir frases. En este caso, no obstante, la comprensión suele estar conservada y no hay dificultades motoras del habla, es decir, que se produce sin esfuerzo articulatorio. Un ejemplo, en este caso, sería: «Hemos comprado una... una... (pausa) lavadora nueva porque la otra no... no... ¡funcionaba!», queriendo decir: «Hemos comprado una lavadora nueva porque la otra no funcionaba».

Variante asociada a trastornos del movimiento

En algunos subtipos de demencia frontotemporal pueden aparecer síntomas motores durante el transcurso de la enfermedad. Este tipo de síntomas pueden incluir, entre otros, temblores, rigidez, enlentecimiento o dificultad al caminar (similares a los que se observan en la enfermedad de Parkinson). En algunos casos, las personas afectadas pueden desarrollar esclerosis lateral amiotrófica (ELA), una condición que se caracteriza por la presencia de debilidad muscular progresiva que afecta a diferentes regiones del cuerpo y es altamente incapacitante.

A veces es difícil llegar al diagnóstico de demencia frontotemporal y muchos casos están infradiagnosticados o mal identificados como patología psiquiátrica, como suele ocurrir en el caso de la variante conductual. O, en el caso de las variantes lingüísticas, a veces se pueden atribuir los síntomas a situaciones de estrés o períodos de afectación del estado de ánimo. El diagnóstico de este grupo de enfermedades se basa inicialmente en la historia clínica (la entrevista con la persona afectada y sus allegados), la exploración neurológica, acompañadas por pruebas de neuroimagen (TAC craneal o resonancia magnética) y analíticas que permitan descartar otras causas de deterioro cognitivo y conductual. Además de estas pruebas, en ocasiones se solicitan otras pruebas diagnósticas más avanzados como punción lumbar, PET cerebral de glucosa o test genéticos para conocer con mayor precisión el tipo específico de enfermedad neurodegenerativa. Sin embargo, es importante recalcar que el diagnóstico definitivo únicamente se puede obtener mediante una autopsia o a través de un estudio genético en aquellos casos en los que la enfermedad sea de causa genética.

En la mayoría de los casos se desconoce la causa de la demencia frontotemporal, aunque la influencia genética es mayor que en el caso del Alzheimer. Entre un 10 y un 30 % de los casos de la variante conductual de la demencia frontotemporal se debe a causas genéticas. Por eso, su identificación y diagnóstico precoz es importante de cara a la posible valoración de información y consejo genético familiar. Además, la variante conductual supone un gran reto para las personas cuidadoras que verán afectado su bienestar y estado de salud, elevando el riesgo del síndrome de sobrecarga. Por ello es fundamental hacer uso de los recursos sociales disponibles y solicitar ayuda. Las medicaciones y terapias no farmacológicas actuales están dirigidas, fundamentalmente, al control de los síntomas conductuales, del estado de ánimo o de la afectación del lenguaje. No obstante, se están llevando a cabo numerosos estudios para desarrollar terapias génicas, nuevos fármacos y técnicas de estimulación cerebral profunda como posibles intervenciones. Asimismo, se investiga en la identificación de biomarcadores que faciliten el diagnóstico precoz de la enfermedad.

En conclusión, algunos mensajes clave: la demencia no está asociada a una única causa, el envejecimiento no es una de ellas y hay distintos tipos de demencia; no siempre la causa es la enfermedad de Alzheimer, aunque sí es la más frecuente. Además, es importante recordar que algunas demencias son potencialmente reversibles ya que al conocer su origen y tener un tratamiento disponible para ello permite su curación total o parcial en muchos casos. Por tanto, es relevante no asumir que una persona que muestra síntomas de demencia sufre alzhéimer u otra causa de demencia incurable.

El diagnóstico de demencia es fundamentalmente clínico y no hay ninguna prueba que, por sí sola, permita detectar la demencia con suficiente precisión por ahora. Es crucial que se realice una valoración profesional individualizada, ya que en algunos casos los síntomas de la demencia pueden estar causados por afecciones médicas sobre las que se podría actuar.

4
Detección, evolución y tratamiento actual de la enfermedad de Alzheimer

Marc Suárez Calvet, Juan Domingo Gispert, Oriol Grau Rivera, Marta del Campo Milan y Nina Gramunt Fombuena

La enfermedad de Alzheimer tiene un sustrato neuropatológico muy característico que la define. Sin embargo, el análisis anatomopatológico de centenares de cerebros de personas fallecidas con esta enfermedad demuestra que es raro encontrar cerebros afectados por lo que podríamos llamar formas puras de alzhéimer. Lo más habitual cuando se realizan estudios anatomopatológicos de personas fallecidas con esta enfermedad es encontrar una combinación de distintos tipos de patologías.

Por otro lado, la evolución clínica del alzhéimer también tiene unos rasgos identitarios que permiten establecer ciertas previsiones de cómo será su evolución. No obstante, es una enfermedad clínicamente heterogénea, de la que existen formas atípicas; no hay dos casos iguales. Por lo que respecta al tratamiento, aunque estamos ante un momento muy esperanzador, los fármacos que se prescriben y dispensan en la actualidad en nuestro sistema sanitario son sintomáticos, es decir, actúan sobre los síntomas, pero no sobre el curso de los cambios cerebrales que produce el alzhéimer.

1. Características neuropatológicas del alzhéimer

Las alteraciones patológicas que se producen en el cerebro de una persona afectada por el alzhéimer son muy complejas y la investigación constantemente aporta información nueva. Aunque se ha progresado mucho, seguramente no son pocas las cosas que aún hemos de descubrir a este respecto.

Hablaremos aquí de los principales sellos neuropatológicos característicos del alzhéimer, lo que no quiere decir que la presencia de cada uno de ellos sea patrimonio exclusivo de esta patología ni que se pueda relacionar directamente su presencia con las manifestaciones clínicas o los síntomas de la enfermedad.

Una primera gran división es la que categoriza las características neuropatológicas en microscópicas (aquellas que, por sus minúsculas dimensiones, para observarlas y como su nombre indica, se precisa de técnicas de microscopía) y macroscópicas (que se ven a simple vista en la observación del cerebro) y que son consecuencia de las anteriores.

Cambios microscópicos

Son aquellos cambios que ocurren en el espacio que rodea las células del sistema nervioso (espacio extracelular) o en su interior (espacio intracelular) y pueden afectar a los distintos compartimentos de la célula: membrana, citoplasma o núcleo. Para detectarlos, se necesitan técnicas de tinción o marcaje específicos.

Placas de beta-amiloide

Son depósitos extracelulares compuestos por agregados de una proteína llamada beta-amiloide (β-amiloide, o también frecuentemente referida como Aβ o Abeta), una proteína que se produce de forma natural por nuestro cuerpo. Sin embargo, en un cerebro con alzhéimer esta proteína no se procesa adecuadamente, dándose tanto un desequilibrio en su producción como un déficit de eliminación de sus residuos tóxicos. Esto conlleva la formación de acúmulos o agregados insolubles en el cerebro que acaban formando las llamadas placas de beta-amiloide.

Aβ es el producto del metabolismo (procesos químicos de las células) de otra proteína de mayor tamaño llamada APP (por sus siglas en inglés de proteína precursora del amiloide). Estos subproductos o péptidos (tipo de molécula formada por la unión de varios aminoácidos) pueden estar formados por entre 36 y 43 aminoácidos (constituyentes básicos de las proteínas). En los cerebros afectados por el alzhéimer las formas más frecuentes son las formadas por 42 aminoácidos ($A\beta_{42}$) y por 40 aminoácidos ($A\beta_{40}$). Las placas formadas por su acumulación alteran la función neuronal normal, tanto por generación de toxicidad como por dificultar la conexión entre las neuronas, contribuyendo a la neurodegeneración.

Se encuentran también las placas neuríticas, que son unos acúmulos formados por un núcleo central de beta-amiloide rodeado de neuritas distróficas, que son neuronas dañadas y restos de procesos neurodegenerativos de neuronas del alrededor. Un factor más que representa un residuo tóxico, que obstaculiza la comunicación entre neuronas y que contribuye a la muerte neuronal.

El rol de la beta-amiloide en el desarrollo y progresión de la enfermedad de Alzheimer supone un área de investigación clásica[1] a la vez que muy activa hoy en día[2], hasta el punto de constituir el foco principal de los nuevos fármacos recientemente aprobados para el tratamiento (ver capítulo 6).

Ovillos neurofibrilares

Los ovillos neurofibrilares son agregados intracelulares de otra proteína que también tenemos de forma natural: la proteína tau. En un estado fisiológico normal, esta proteína se une y estabiliza los microtúbulos, que son esenciales para el mantenimiento estructural de la neurona y del transporte de moléculas dentro de la célula. En el alzhéimer esta proteína sufre un proceso químico alterado que se llama hiperfosforilación (p-tau) que impide su unión a los microtúbulos y tiende a agregarse. Esta hiperfosforilación puede darse en distintos lugares de la proteína tau (en el aminoácido 181, 217 o 231, por ejemplo), y cada una de estas formas podría estar más o menos alterada dependiendo del estadio de la enfermedad. Como consecuencia, la neurona pierde su estructura y se altera el transporte de sustancias dentro de ella llevando a que se formen unas marañas que, por ese aspecto, se conocen como «ovillos» y también son insolubles. Los acúmulos de p-tau contribuyen al mal funcionamiento y degeneración neuronal, tanto por generación de toxicidad como por convertir a la neurona en una suerte de «vertedero» de estos agregados u ovillos. La patología de tau se suele correlacionar con la gravedad del deterioro cognitivo de las personas con enfermedad de Alzheimer[3].

La acumulación de placas de beta-amiloide y de ovillos neurofibrilares de tau son rasgos neuropatológicos característicos del alzhéimer, pero todavía desconocemos los factores exactos que llevan al desarrollo de estos cambios en el tejido cerebral, o los mecanismos por los cuales estos dan lugar a alteración cognitiva. A partir de diferentes estudios neuropatológicos *post mortem* se sabe que personas cognitivamente sanas, o sin una alteración cognitiva significativa en el momento de su fallecimiento, tenían placas de beta-amiloide en el cerebro, sobre todo en edades avanzadas. Estos hallazgos sugieren la existencia de algunos factores, todavía poco conocidos, que podrían conferir protección frente al desarrollo de deterioro cognitivo en presencia de patología alzhéimer; es lo que se conoce como «resiliencia cerebral»[4]. El estudio del rol preciso de las proteínas beta-amiloide y tau en el desarrollo y progresión del alzhéimer es una línea muy activa de investigación y en constante actualización.

Cambios vasculares

En las personas afectadas por alzhéimer también se ha descrito patología de los vasos sanguíneos cerebrales que puede contribuir a la progresión y gravedad de los síntomas[5]. En este contexto de patología vascular hay que destacar lo que se conoce como angiopatía cerebral amiloidea, una condición caracterizada por la acumulación de beta-amiloide en las paredes de los vasos sanguíneos cerebrales que puede comprometer el riego sanguíneo y conducir a la degeneración. Si el cerebro no está suficientemente irrigado, es decir, que padece hipoperfusión, el aporte de oxígeno y nutrientes a las neuronas se verá mermado, contribuyendo a su disfunción y neurodegeneración. Otro factor causante de este menor aporte nutricional y de oxígeno es la isquemia cerebral crónica causante de microinfartos cerebrales, a menudo observados en los cerebros de personas con alzhéimer.

Los cambios vasculares pueden interactuar con otros rasgos neuropatológicos característicos del alzhéimer, como la acumulación de placas de beta-amiloide y de ovillos neurofibrilares de tau, por lo que puede producirse una acción sinérgica que contribuya a la neurodegeneración y al deterioro cognitivo. Además, la neuropatología del alzhéimer se relaciona también con disfunción de la barrera hematoencefálica, una membrana que rodea el cerebro y regula el paso de sustancias entre el torrente sanguíneo y este órgano. Su alteración permite que sustancias potencialmente dañinas entren con mayor facilidad en el tejido cerebral.

En este contexto cobra especial relevancia aquello de que «lo que es bueno para el corazón, es bueno para el cerebro» y, por tanto, la crucial importancia de controlar los factores de riesgo cardiovascular para favorecer la salud cerebral y como herramienta de prevención del alzhéimer. Hablaremos de ello en más detalle en el siguiente capítulo.

Pérdidas sinápticas o de conexiones entre las neuronas

Las sinapsis son puntos de comunicación entre neuronas. Son espacios muy estrechos que separan las células que participan en esta comunicación (neuronas y glía) y a los que se vierten moléculas que actúan como mensajeros químicos o neurotransmisores. La pérdida de contactos sinápticos precede a la muerte neuronal y sigue un patrón paralelo a la acumulación y distribución de beta-amiloide y de ovillos neurofibrilares. Es una de las mejores indicadoras de deterioro cognitivo: a más pérdida sináptica, más deterioro cognitivo que se traduce, por ejemplo, en la disminución de la fluencia verbal, un síntoma acompañante de la enfermedad de Alzheimer desde fases leves.

Se ha visto que la toxicidad de beta-amiloide y de tau afecta tanto a la neurona presináptica (la que envía información) como a la postsináptica (la que recibe el mensaje) y que los contactos que sobreviven y permanecen se hacen más grandes y sólidos, adquiriendo una morfología típica y bien descrita en las personas con alzhéimer. La pérdida sináptica también se ve afectada por alteraciones en las mitocondrias (orgánulos celulares que proporcionan energía y regulan el metabolismo y la oxidación) y por cambios en la glía, de la que hablaremos en el siguiente apartado. Hasta hace relativamente poco, se pensaba que las sinapsis eran meros puentes de comunicación entre neuronas, sin embargo, hoy se sabe, gracias a los estudios de mapeo del sinaptoma (conjunto de todas las sinapsis cerebrales), que estas sinapsis presentan gran diversidad de proteínas, de receptores, de neurotransmisores implicados, de distribución de los contactos, etc., que añaden capas de información y complejidad a las alteraciones que ocurren en el alzhéimer. Al conocer en más detalle las sinapsis y su funcionamiento, se abren vías para el desarrollo de posibles fármacos que ayuden a prolongar la integridad y la calidad de estos contactos[6,7].

Inflamación

Cada vez hay más evidencia científica que sugiere una relación bidireccional y compleja entre procesos inflamatorios y la enfermedad de Alzheimer[8]. La inflamación es una respuesta inmune normal de nuestro cuerpo para defenderse ante agentes infecciosos o dañinos. En el sistema nervioso la respuesta inflamatoria está mediada por las células gliales, compuestas por microglía y astroglía. No obstante, ciertos procesos inflamatorios cerebrales (neuroinflamación) crónicos o sostenidos en el tiempo parecen estar implicados en el origen patológico y la progresión del alzhéimer, como los relacionados con los siguientes aspectos:

- **Activación de la glía.** La microglía y los astrocitos son las células gliales encargadas de la función inmune del sistema nervioso. Las células de microglía son las primeras que detectan daños en los tejidos, infecciones o sustancias tóxicas como las proteínas amiloide o tau. En una situación normal, estas células inician respuestas inflamatorias para eliminar el daño y adquieren una morfología específica conocida como microglía activada o reactiva. Una vez que se ha resuelto la lesión o infección, estas células vuelven a su estado de reposo (u homeostático) y dejan de producir señales de alarma o de inflamación. A pesar de que esta respuesta de la microglía y la astroglía puede tener inicialmente una función protectora se ha visto, en modelos animales de alzhéimer[9] y en el cerebro de personas con alzhéimer, que tanto la microglía como los astrocitos presentan una activación crónica de base que se traduce en respuestas inflamatorias exageradas y disfuncionales. Además, la microglía no es capaz de volver a su estado inicial de reposo, originando un ambiente proinflamatorio continuo. Las respuestas exacerbadas son difíciles de controlar debido a la alteración y descontrol de numerosos mecanismos en la microglía y los astrocitos. Tanto la proteína beta-amiloide como la tau, presentes en los cerebros con alzhéimer, retroalimentan esta inflamación, iniciando un bucle proinflamatorio en el que están implicados ambos tipos celulares y que desemboca en daño celular y muerte neuronal.

- **Citoquinas.** Para iniciar una respuesta inflamatoria se necesitan señales moleculares de comunicación, como son las citoquinas, quimiocinas y los mediadores inmunes. Producidas principalmente por la microglía y los astrocitos, estas moléculas inician procesos de reparación de lesiones y de eliminación de sustancias tóxicas. Su producción está sujeta a mecanismos de control muy finos que, como veíamos, se encuentran alterados en el alzhéimer y desencadenan respuestas inflamatorias desproporcionadas. Sus niveles se encuentran elevados en las personas afectadas y pueden ser detectados en el líquido cefalorraquídeo y en la sangre[10], aunque no son biomarcadores específicos de la enfermedad de Alzheimer.

- **Disfunción de la barrera hematoencefálica.** La barrera hematoencefálica es una red de tejido nervioso y vasos sanguíneos que protegen al cerebro de la entrada de patógenos y de sustancias tóxicas, además de servir como zona de paso para el oxígeno, nutrientes, agua, etc. En el alzhéimer, la función de esta barrera está comprometida. Los entornos inflamatorios, caracterizados por altos niveles de citoquinas y otros mediadores inmunes, pueden causar pequeñas rupturas en ella. Estas brechas permiten que sustancias nocivas, patógenos y células del sistema inmune periférico invadan el cerebro, agravando el ciclo proinflamatorio en el que ya se encuentra un cerebro con alzhéimer[11]. No está claro si el daño a la barrera hematoencefálica es una causa o una consecuencia de la enfermedad, pero su deterioro es un factor crítico en su progresión ya que compromete la protección esencial que ofrece al cerebro.

- **Factores genéticos.** Algunos factores genéticos se han asociado a la neuroinflamación. Entre ellos destaca el gen APOE*ε4[12] del que hablaremos en mayor detalle en el capítulo 6. Los astrocitos y la microglía son la principal fuente de producción de la proteína APOE cerebral, por lo que la desregulación de estas células gliales afecta también a las isoformas que se producen y, por tanto, se reducirán los mecanismos antiinflamatorios y se favorecerán los proinflamatorios, participando de nuevo en este bucle de retroalimentación proinflamatoria.

Aunque el papel de la neuroinflamación en la evolución de la enfermedad de Alzheimer es crucial, aún se desconoce si es la desencadenante de la patología o una consecuencia a la acumulación de proteínas tóxicas o de fallos en otros componentes del sistema nervioso. Hoy en día existen muchos estudios preclínicos y ensayos clínicos en los que se están analizando los efectos de fármacos dirigidos a los mecanismos inflamatorios en el desarrollo de la enfermedad. Sin embargo, los resultados no son claros ya que las vías de señalización y células implicadas mantienen relaciones muy complejas de las que aún faltan datos.

Cambios macroscópicos

Los cambios macroscópicos son aquellos que se pueden observar a simple vista cuando examinamos un cerebro y son los resultantes de los cambios microscópicos descritos, que comportan una progresiva neurodegeneración.

Atrofia cortical generalizada

El cambio más visible en un cerebro con alzhéimer es el de la atrofia cortical, es decir un adelgazamiento de la corteza cerebral, provocando un mayor espacio entre las circunvoluciones o giros corticales. Cuando se observa el cerebro de una persona con enfermedad de Alzheimer muy avanzada, sea por anatomía patológica *post mortem* o por técnicas de neuroimagen en vida, lo más evidente es la gran pérdida de volumen cerebral, visible en la disminución del tamaño del cerebro, el aumento de los espacios entre los surcos de la corteza cerebral y el agrandamiento de los ventrículos cerebrales ubicados en áreas subcorticales (ver gráfico 4.1). Todo ello es lo que se define como atrofia cerebral generalizada y es consecuencia de la gran neurodegeneración, es decir, muerte o pérdida neuronal progresiva que se ha ido produciendo a lo largo de los años del proceso neuropatológico del alzhéimer, que por algo es el paradigma de enfermedad neurodegenerativa.

Gráfico 4.1. Imágenes obtenidas por resonancia magnética que muestran la comparativa entre el cerebro de una persona adulta sana y uno con atrofia generalizada por enfermedad de Alzheimer

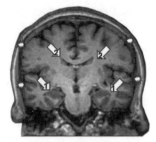 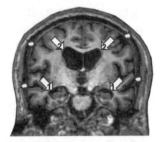

Cerebro sano   Cerebro con alzhéimer avanzado

Fuente: Imágenes del BarcelonaBeta Brain Research Center.

Se observa una atrofia cortical generalizada, como en los puntos destacados, de un cerebro afectado por la enfermedad de Alzheimer en una fase avanzada. Es muy evidente la pérdida neuronal en el hipocampo (1), una de las primeras estructuras anatómicas afectadas por esta patología. Asimismo, destaca la grave atrofia subcortical que, entre otras cosas produce un claro agrandamiento de los ventrículos cerebrales por pérdida neuronal a su alrededor (2), siendo ocupado su espacio por el líquido cefalorraquídeo circulante.

Mediante técnicas de imagen se observa que estos cambios macroscópicos son más evidentes en cortezas de asociación y estructuras del sistema límbico, aunque también se aprecian en el lóbulo frontal, lóbulo temporal, precúneo y giro cingulado posterior[13,14]. Ninguna de estas alteraciones macroscópicas es exclusiva de la enfermedad de Alzheimer, también se pueden observar en personas sanas o afectadas por otras enfermedades neurodegenerativas. Sin embargo, la combinación de la atrofia de la amígdala y del hipocampo acompañadas del agrandamiento de un área concreta del lóbulo temporal (cuerno temporal) sí son más típicas del alzhéimer.

La neurodegeneración se caracteriza, esencialmente, por tres aspectos: la pérdida neuronal, la disfunción de las sinapsis, que es el mecanismo básico de comunicación entre las neuronas, y la disrupción de los circuitos neuronales y la consiguiente pérdida de comunicación entre diferentes áreas cerebrales.

La acumulación de placas de beta-amiloide, ovillos neurofibrilares y la subsiguiente neurodegeneración, sigue un patrón característico en la mayoría de los casos, que, a su vez, va marcando la aparición de los distintos síntomas y el curso evolutivo de la enfermedad. Al inicio, lo característico es que los primeros cambios patológicos se produzcan en zonas particularmente cruciales para el registro de nueva información, es decir, la creación de nuevas memorias, como es el hipocampo, un área en forma de caballito de mar (que es lo que significa hipocampo, en griego) ubicada en la cara interna de los lóbulos temporales del cerebro. De ahí que los síntomas iniciales típicos de la enfermedad de Alzheimer incluyan principalmente un déficit de memoria reciente, haciendo que la persona tenga serias dificultades, o a veces incluso sea incapaz, para recordar cosas sucedidas recientemente, como contenido de conversaciones o nombres de personas conocidas últimamente. Como consecuencia de esta incapacidad para retener nueva información, es característico de las personas con alzhéimer que repitan varias veces una misma pregunta, incluso al cabo de pocos minutos de haberla formulado.

En definitiva, en los cerebros de las personas con enfermedad de Alzheimer la patología mixta es muy común. Se suele observar una combinación de las alteraciones anteriormente descritas junto con lesiones no específicas del alzhéimer, como daño vascular, endurecimiento o esclerosis de arterias y áreas del hipocampo, o incluso patologías que caracterizan otro tipo de demencias, como los cuerpos de Lewy. Son lesiones que también contribuyen al deterioro cognitivo y al desarrollo de demencia, añadiendo una capa más de complejidad en el estudio de la enfermedad de Alzheimer[15].

2. Evaluación y diagnóstico

El diagnóstico de la enfermedad de Alzheimer se debe hacer siempre después de una adecuada evaluación médica, habitualmente acompañada de una apropiada valoración neuropsicológica.

Además, actualmente se está progresando mucho en el diagnóstico del alzhéimer gracias al uso de biomarcadores, como veremos en detalle en el capítulo 6. La meta en la gran mayoría de los estudios de diagnóstico es encontrar EL biomarcador, es decir, algún parámetro que podamos medir de forma fiable y objetiva (por ejemplo, los niveles de alguna molécula en sangre o algún parámetro que podamos cuantificar mediante técnicas de neuroimagen) que nos permita hacer diagnósticos certeros, precisos y en fases tempranas. Aun así, la detección de la enfermedad de Alzheimer en la práctica asistencial continúa siendo clínica y requiere de la presencia de determinados síntomas de deterioro cognitivo. Además, en estas fases de diagnóstico se deben descartar otras posibles causas que pudieran estar afectando a la cognición como, por ejemplo, procesos infecciosos, problemas vasculares cerebrales, trastornos del estado de ánimo, o incluso, los efectos secundarios de algún medicamento.

Ante la sospecha de alzhéimer en primera persona o en una persona cercana, el primer paso es concertar una cita en el centro médico. Durante la primera visita, se recopila información esencial sobre historial médico, hábitos, antecedentes familiares y datos sociodemográficos como el nivel de educación y la profesión. Además, se realiza una anamnesis, que es construir el relato de los síntomas iniciales, cuándo empezaron a aparecer y cuál ha sido su evolución, para lo que se suele involucrar a un familiar o persona allegada.

En estas primeras visitas ya se realiza una prueba cognitiva breve para tener una evaluación preliminar de diversas funciones cognitivas, como la orientación, memoria inmediata, concentración o el lenguaje. Para descartar otras causas y afinar el diagnóstico, se pedirán otras pruebas, según el criterio médico, como una evaluación neuropsicológica, un análisis de sangre, una prueba de neuroimagen o una punción lumbar.

Evaluación neuropsicológica

La evaluación neuropsicológica es un proceso mediante el cual se examina el funcionamiento cognitivo, emocional y conductual de una persona con el fin de comprender el impacto de posibles disfunciones cerebrales o lesiones en su vida cotidiana. Este tipo de evaluación se lleva a cabo por profesionales de la neuropsicología, especialistas en la comprensión de la relación entre el cerebro y la conducta.

El proceso comienza con una entrevista clínica detallada, tanto con la persona afectada como con una allegada, siempre que sea posible, puesto que es clave recoger ambas perspectivas sobre el impacto de cualquier alteración en el funcionamiento cotidiano. Junto con los datos de la entrevista y los registros médicos o sanitarios, se recopila información sobre la historia médica, antecedentes familiares, desarrollo, síntomas actuales y cualquier otra información que pueda considerar relevante.

Una vez recopilada la información se realiza una serie de pruebas estandarizadas diseñadas para evaluar diferentes áreas cognitivas, que pueden incluir medidas de inteligencia, memoria, atención, funciones ejecutivas, habilidades motoras, lenguaje y otras funciones específicas. Para determinar objetivamente la presencia de alteraciones de memoria o de otras capacidades cognitivas, se comparan los resultados obtenidos en las diferentes pruebas administradas con el rendimiento obtenido en estas mismas pruebas por una amplia muestra de personas sin alteraciones cognitivas, con una edad y nivel educativo similares al de la persona evaluada, y con base en otras posibles variables sociodemográficas que sirven de referencia de la llamada normalidad psicométrica.

Durante la evaluación, se observa el comportamiento de la persona para identificar posibles dificultades en la ejecución de tareas específicas o aspectos emocionales y conductuales. A menudo, además de las pruebas cognitivas, también se administran escalas para la evaluación conductual o neuropsiquiátrica, así como para la evaluación funcional, es decir, una recogida sistematizada del impacto que las dificultades cognitivas puedan tener en el desempeño en actividades de la vida diaria. Para la recogida de los aspectos conductuales y funcionales es clave la aportación de una persona que conozca bien a quien se está evaluando.

Con posterioridad a la visita, se analizan los datos recopilados, tanto cuantitativos como cualitativos, para identificar patrones, fortalezas y debilidades en las funciones evaluadas, así como para valorar la información que le ha aportado la observación durante el proceso. Con todo ello, se elaborará un informe que resuma los hallazgos de la evaluación en el que, además, se puede proporcionar recomendaciones y sugerencias para intervenciones específicas.

Además de la utilidad diagnóstica, la evaluación neuropsicológica es una herramienta que permite realizar un seguimiento para evaluar la efectividad de las intervenciones recomendadas, del tratamiento farmacológico y, globalmente, de la evolución clínica de la enfermedad o ayudar a determinar el grado de capacidad de la persona para la toma de decisiones de carácter legal o relativas a su propio cuidado.

La evaluación neuropsicológica, particularmente la que atañe a la evaluación de las funciones cognitivas, no es ajena a los avances tecnológicos. De hecho, cada vez se dispone de más herramientas informatizadas que permiten tal propósito y que son particularmente útiles para obtener evaluaciones de precisión como, por ejemplo, en aspectos relacionados con el tiempo de reacción, un reflejo de la velocidad de procesamiento de la información y de la velocidad de respuesta, algo en lo que la medición digitalizada siempre será más precisa y permitirá detectar cambios sutiles. Por otro lado, disponer de pruebas digitalizadas también permite realizar evaluaciones de forma remota, lo que le facilita el acceso a más personas y puede agilizar la detección de señales de alarma. No obstante, los aspectos relacionados con la explicación del porqué de los errores o la forma como se ha ejecutado la actividad (lo que técnicamente se llama semiología) o del comportamiento durante la realización son de compleja sustitución por medios tecnológicos.

En cualquier caso, la evaluación neuropsicológica es fundamental para la detección precoz de cambios cognitivos, para el diagnóstico de la enfermedad o la discriminación respecto a otras posibles patologías y para el seguimiento evolutivo. Es cada vez más aceptado que los cambios cognitivos, incluso sutiles, a lo largo del tiempo en una misma persona pueden tener más valor predictivo o de detección del deterioro cognitivo que una única evaluación interpretada en relación con los baremos normativos.

Análisis de sangre

Los análisis de sangre pueden ayudar a descartar otras afecciones médicas que podrían estar causando síntomas similares a los de la enfermedad de Alzheimer. Esto es importante porque algunos trastornos, como deficiencias vitamínicas, problemas tiroideos u otras enfermedades neurológicas o infecciosas, pueden presentarse con síntomas cognitivos similares a los de la enfermedad de Alzheimer y, en algunos casos, con el tratamiento adecuado, los síntomas pueden llegar a revertir.

En un futuro próximo, y gracias a la investigación puntera actual en marcadores biológicos (o biomarcadores) en sangre específicos para la patología del alzhéimer o que reflejan el desarrollo de un proceso neurodegenerativo, se espera poder disponer en el contexto clínico de un valiosísimo aliado para el diagnóstico a partir de un simple análisis.

Pruebas de neuroimagen

Las técnicas de neuroimagen representan una herramienta esencial y no invasiva para el diagnóstico, la detección temprana y el seguimiento de la enfermedad de Alzheimer. Estas técnicas permiten monitorizar en tiempo real las alteraciones que ocurren en el cerebro. A través de ellas, se pueden detectar tanto cambios macroscópicos, como la atrofia cerebral y el ensanchamiento de los ventrículos, al igual que cambios microscópicos, incluyendo la acumulación de placas de beta-amiloide y ovillos neurofibrilares.

Veamos a continuación las características básicas de las pruebas de neuroimagen a las que se puede recurrir para la determinación del diagnóstico de alzhéimer y, en el capítulo 6, hablaremos de la relevancia de las técnicas de neuroimagen y su uso en la definición de biomarcadores para la detección precoz.

TAC cerebral

El TAC (tomografía axial computarizada) o escáner cerebral funciona con un haz de rayos X y permite obtener múltiples imágenes, tomadas desde diferentes ángulos, a partir de la absorción que hacen los diferentes tejidos de los rayos X. Ofrece imágenes óseas, de tejidos blandos (con una menor resolución que la que ofrece la resonancia magnética) y de los espacios llenos de aire. Dado que se recibe una pequeña radiación ionizante, no se recomienda repetir excesivamente la prueba y se restringe su uso en niños a situaciones en las que es estrictamente necesaria su realización. Tampoco está recomendada en mujeres embarazadas. La persona debe permanecer tumbada e inmóvil en la máquina durante toda la prueba, aunque en muchos casos no requiere de más de diez minutos.

Resonancia magnética cerebral

La resonancia magnética (RM) cerebral es una técnica no invasiva y de alta precisión para crear imágenes detalladas del cerebro, basadas en las propiedades magnéticas de los tejidos. Funciona detectando cambios en la rotación de los protones del agua en los tejidos, estimulados por potentes imanes ubicados dentro de la máquina, que suele tener forma de tubo. A diferencia de las radiografías y de la TAC, la RM no utiliza radiaciones ionizantes, sino ondas de radiofrecuencia inocuas. Sin embargo, al emplear un potente campo magnético está desaconsejada en personas con marcapasos, implantes metálicos o bombas de insulina y en mujeres embarazadas.

Cada tejido tiene características magnéticas distintas, que varían con la distribución del agua en sus capas y se alteran ante lesiones o cambios funcionales. Esto permite a la RM producir imágenes en escala de grises, donde cada tono refleja las distintas propiedades magnéticas de los tejidos cerebrales.

PET cerebral

La técnica de neuroimagen conocida como PET (por sus siglas en inglés de tomografía por emisión de positrones, *positron emission tomography*) es un método avanzado de diagnóstico cerebral. Funciona mediante la inyección intravenosa de un trazador o fármaco radiactivo, que se adhiere a ciertas proteínas o moléculas cerebrales y permite obtener imágenes de sus alteraciones en las diferentes áreas del cerebro. Es un procedimiento seguro, sin dolor y que no precisa de hospitalización. Sin embargo, debido al uso de radiación ionizante, no se recomienda en mujeres embarazadas y su alto coste limita su uso a casos en los que otras técnicas no pueden ofrecer la misma información.

En el caso del alzhéimer, la PET se puede realizar empleando diversos trazadores para identificar marcadores que pueden ser más o menos específicos de la enfermedad:

- **PET de amiloide o de tau.** Utiliza trazadores diseñados para adherirse a las proteínas amiloide o tau. Esto permite visualizar su acumulación y distribución, aspectos claves en el alzhéimer, como hemos visto.

- **PET de glucosa o FDG-PET.** En este caso se usa un trazador llamado fluorodesoxiglucosa (FDG), una forma modificada de glucosa. Este trazador se acumula en áreas del cerebro con alta actividad metabólica, ya que las células cerebrales usan glucosa como energía principal. Las imágenes resultantes muestran qué áreas del cerebro están más o menos activas, lo cual puede indicar la pérdida de función en regiones afectadas por el alzhéimer. Aunque no es un marcador específico de esta enfermedad, el FDG-PET es valioso para estudiar diversas afecciones cerebrales.

Punción lumbar

El líquido cefalorraquídeo (LCR) rodea el cerebro y la médula espinal, es esencial en el funcionamiento cerebral y, entre otras funciones, actúa asegurando el correcto aporte de nutrientes y la eliminación de desechos. Puesto que está en contacto directo con el cerebro, en este líquido se reflejan muchas de las enfermedades que afectan al cerebro, desde infecciones como las meningitis, a enfermedades neurodegenerativas como el alzhéimer. Para estudiarlo es necesario extraer una muestra, y la técnica adecuada para ello es la punción lumbar. Este procedimiento médico puede realizarse por diversas razones, y no es por tanto una herramienta diagnóstica única para la enfermedad de Alzheimer. Puede ser útil en ciertos casos para descartar otras patologías que puedan explicar los síntomas o proporcionar información adicional que permitan ser más precisos en el diagnóstico como, por ejemplo, infecciones del sistema nervioso central o trastornos inflamatorios. Este tipo de análisis también permite analizar biomarcadores específicos en el LCR para buscar signos característicos del alzhéimer. Por ejemplo, la presencia de proteínas como la beta-amiloide y la tau fosforilada en el LCR puede sugerir la presencia de placas y ovillos neurofibrilares en el cerebro.

Para la realización de la punción lumbar (que también se conoce como punción raquídea o punción espinal) se introduce una aguja entre dos vértebras de la columna vertebral en la región lumbar (espalda baja) para acceder al LCR. Se administra anestesia local en la piel y los tejidos subcutáneos alrededor del sitio de punción para adormecer la zona y reducir la sensación de dolor. Se introduce una aguja fina y larga a través de la piel y los tejidos musculares en el espacio epidural, llegando al canal espinal. Esta muestra se envía al laboratorio para su análisis.

La punción lumbar es un procedimiento médico comúnmente realizado, hoy en día muy seguro y con un muy bajo índice de efectos secundarios siempre que se realice por personal experimentado. No obstante, no está exento de riesgos, y su realización debe basarse en la evaluación cuidadosa de la necesidad médica y los riesgos asociados en cada caso individual.

El diagnóstico de alzhéimer es aún hoy en día eminentemente clínico, es decir, que requiere de la combinación e integración de la información de diversas fuentes: historia clínica, valores analíticos, evaluación neuropsicológica y/o información proporcionada por técnicas de neuroimagen o por el análisis de LCR cuando se considere necesario. La interpretación de toda esta información es lo que permite determinar si la causa de las dificultades cognitivas o cambios en el comportamiento de la persona afectada se deben al alzhéimer o a cualquier otra alteración. En cualquier caso, un diagnóstico preciso y lo más precoz posible permitirá plantear el mejor tratamiento y las recomendaciones a seguir.

3. Fases y síntomas

En la actualidad sabemos que, previo a la aparición de los síntomas de la enfermedad, existe un período largo en el que, de forma silenciosa, el cerebro va experimentando cambios neurobiológicos. Este conocimiento ha llevado a que, en las últimas décadas, el alzhéimer ha ido pasando de ser entendido como una entidad clínico-patológica a una entidad clínico-biológica[16]. Es decir, de concebirlo como una enfermedad que se inicia con la aparición de unos síntomas y se corresponde con unas alteraciones patológicas en el cerebro, a entenderlo como un proceso largo de cambios biológicos cerebrales que, finalmente, derivan en la manifestación de la enfermedad. Hoy en día, la evolución del alzhéimer se clasifica en dos etapas principales: una fase preclínica (entraremos en más detalle en el próximo capítulo), y las fases de progresión clínica, que comienzan con la aparición de los síntomas.

Evolución clínica

En la década de los ochenta del siglo pasado, el doctor Barry Reisberg, un neurólogo estadounidense, conceptualizó una teoría, conocida como la teoría de la retrogénesis[17], como modelo explicativo de la progresión de las fases del alzhéimer, basada en la idea de que las capacidades de una persona con alzhéimer se van afectando o perdiendo, de forma genérica, en orden inverso a como se adquirieron en el desarrollo neurocognitivo y psicomotor desde el nacimiento y con la maduración cerebral. En este contexto, este neurólogo desarrolló una escala que permite desglosar el proceso involutivo (porque es como la inversión de la evolución) que sucede ante esta condición. Así, una de las capacidades afectadas en una fase leve de demencia es la capacidad de gestionar el dinero, mientras que el control de esfínteres se pierde más tarde en la evolución de la enfermedad, al revés de como sucede en el desarrollo de las personas. No obstante, es fundamental considerar que la persona con alzhéimer seguirá siendo siempre adulta y se debe respetar su dignidad como tal. Es decir, esta teoría no justifica el infantilizar a las personas afectadas.

Aunque esta teoría no está exenta de polémica y puede ser objeto de muchos matices, es la base de la gradación empleada para definir el curso clínico de la enfermedad y como código común en el entorno profesional especializado para comprender la fase en la que se encuentra una persona con alzhéimer. Esta escala es conocida como GDS (por sus siglas en inglés de *Global Deterioration Scale*, Escala de Deterioro Global) y consta de 7 fases o estadios, que comprenden desde el desarrollo neurocognitivo y psicomotor de una persona adulta en ausencia de patología a la fase terminal de demencia[18]. Veamos las características principales de cada una de estas fases.

El GDS 1 define la normalidad cognitiva y funcional de cualquier adulto que ha adquirido adecuadamente todas las capacidades cognitivas esperables.

En la etapa GDS 2 se engloban sutiles dificultades de memoria, propias del envejecimiento cognitivo y que, o bien no son percibidas ni por el entorno familiar ni sanitario o, en cualquier caso, no se consideran necesariamente significativas de ninguna patología.

Una persona en la fase preclínica de la enfermedad de Alzheimer, al no haber síntomas manifiestos, estará en un GDS 1 o GDS 2.

El grado GDS 3 se corresponde con el llamado deterioro cognitivo leve (a menudo referido como MCI, por el inglés *mild cognitive impairment*)[19], en el que se manifiestan las primeras dificultades claras u objetivables. En el caso del alzhéimer esta fase representa la antesala de la demencia, pero el deterioro cognitivo leve también puede ser debido a otras causas, algunas potencialmente reversibles. Por eso, es un momento clave para estudiar qué lo puede estar causando e indagar si se debe a algo que se pueda revertir con una determinada intervención o con un tratamiento. Por tanto, es muy importante solicitar atención médica ante señales de alerta de disfunción cognitiva o conductual. Puede que la persona se desoriente en entornos no familiares, que pierda objetos, que aparezcan dificultades para organizarse o que le cueste con frecuencia evocar palabras comunes o nombres de personas, así como que le resulte más complicada la gestión de sus finanzas. También puede tener problemas para retener lo que ha leído o recordar a personas que ha conocido recientemente. Estos déficits deben ser objetivados mediante una evaluación neuropsicológica.

La fase GDS 4 se asocia a un nivel de deterioro cognitivo moderado y determina el diagnóstico de demencia en grado leve. En esta fase aumentan las dificultades para llevar a cabo las tareas más complejas debido, fundamentalmente, a problemas organizativos y de concentración. Puede que surjan dificultades para planificar un viaje u organizar una celebración, o gestionar el dinero en el día a día. Es característico de esta etapa confundirse con el cambio o con la equivalencia entre monedas y billetes. También es habitual que aparezcan acusadas dificultades para recordar cosas que han ocurrido recientemente o confundir detalles de la propia historia personal. Los problemas de orientación irán en aumento, aunque la desorientación temporal no es grave y en espacio no suele ser evidente en lugares conocidos, reconociendo perfectamente a las personas de su entorno habitual.

La fase GDS 5 se corresponde con un deterioro cognitivo moderado-grave y una demencia moderada. La persona afectada empieza a necesitar asistencia para realizar actividades cotidianas cada vez más sencillas. Por ejemplo, para elegir adecuadamente la ropa o para preparar la comida. Se suelen observar dificultades para recordar datos simples y habituales, como su número de teléfono o dirección. Las dificultades de orientación ya son muy evidentes, tanto en el tiempo (el día, la hora), como para saber en todo momento el lugar en el que se encuentra. En general, conoce los nombres e identifica correctamente a las personas más allegadas.

En la fase GDS 6 el deterioro cognitivo y el grado de demencia ya es grave y, consecuentemente, la alteración funcional reflejada en el desempeño en las actividades cotidianas, como precisar ayuda para vestirse correctamente. Progresivamente, la persona afectada necesitará ayuda para mantener la higiene personal, ducharse y usar el cuarto de baño. En esta fase aparecen problemas del control de esfínteres, primero urinarios y, luego, intestinales. Presenta signos graves de desorientación, tanto en el tiempo como en el lugar y aparecen serios problemas de orientación respecto a su propia persona. En este punto es habitual que pueda olvidar el nombre de personas cercanas, aunque suele distinguir entre personas familiares y desconocidas. También son evidentes los cambios en la personalidad y de conducta, que pueden materializarse en apatía, obsesiones, agitación, ansiedad, irritabilidad, o episodios de agresividad, incluso delirios o alucinaciones. Las alteraciones conductuales son muy variables de un caso a otro.

La fase final, GDS 7, se caracteriza por un deterioro cognitivo y funcional muy grave, equivalente al grado de demencia muy grave, y supone la fase terminal de la enfermedad de Alzheimer. La persona va perdiendo de manera progresiva la capacidad para hablar y comunicarse. A medida que esta fase avanza, pierde de forma gradual la autonomía en funciones básicas: comer, caminar o mantenerse erguida. Aunque no llegue a comprender las palabras, sí puede reconocer gestos y distintas formas de expresión no verbal. Por tanto, el tono de voz o el contacto físico pueden servir para recuperar la conexión cuando el lenguaje verbal ya no es útil para comunicarse.

Dado el curso continuo y, en la mayoría de los casos, lentamente progresivo de la enfermedad, los límites de cada etapa no están claramente definidos, pero permiten una gradación orientativa para su seguimiento.

Síntomas cognitivos, conductuales e impacto funcional

Con la progresión de la enfermedad van apareciendo distintos síntomas, habituales también en otras formas de demencia, aunque en distinta prominencia o momento de aparición. Los síntomas se pueden agrupar en tres categorías: cognitivos, conductuales y funcionales.

Síntomas cognitivos

Son aquellos que tienen que ver con las funciones mentales superiores. En esencia, los síntomas cognitivos del alzhéimer, y en general de cualquier demencia, se caracterizan por:

- **Amnesia.** Alteración de la memoria. En la mayoría de los casos de alzhéimer, la afectación neuropatológica suele iniciarse en una estructura llamada hipocampo y áreas adyacentes. El hipocampo es una estructura fundamental para la adquisición y el registro de nueva información, es decir, para la creación de nuevas memorias. Por eso, uno de los síntomas iniciales característicos de esta enfermedad es la dificultad para retener nueva información, pudiendo incluso preguntar una misma cosa varias veces en un corto período de tiempo, en contraste con un recuerdo indemne de cosas del pasado o conocimientos adquiridos a lo largo de la vida. Desafortunadamente, con el progreso de la enfermedad, la afectación de la memoria será cada vez más extensa, llegando a impactar incluso en el recuerdo de la propia biografía.

- **Afasia.** Alteración del lenguaje. Al inicio se suele reflejar en una dificultad cada vez mayor y más frecuente para recordar la palabra precisa en una conversación, pero, con la evolución, también se afectará la construcción sintáctica y gramatical de las frases, haciendo que el lenguaje producido por la persona afectada sea cada vez más desestructurado o pobre. Por otro lado, también se afectará su capacidad de comprensión, por lo que se hará necesario adaptar el estilo comunicativo hacia ella, recurriendo a estrategias como la potenciación del lenguaje no verbal (entonación, gestos, contacto físico...). Las afectaciones del lenguaje también se manifiestan en la capacidad de lectura y escritura.

- **Apraxia.** Alteración de la realización coordinada de actos motores con una finalidad. Su afectación impacta claramente en el desempeño de acciones en el día a día. Muchas actividades cotidianas que realizamos sin prestarles ninguna atención son el reflejo de nuestra habilidad práxica: atarnos los zapatos, usar los cubiertos, coser, dibujar, encender una vela, y un largo etcétera. Todas tienen en común la secuenciación de una serie de movimientos precisos que permiten llegar a un fin. La realización correcta de toda la secuencia motora requiere un adecuado funcionamiento cognitivo.

- **Agnosia.** Alteración de la capacidad del reconocimiento de lo que se percibe (*gnosis* viene del griego y significa 'conocimiento'). Cuando percibimos un estímulo por cualquier vía sensorial (vista, oído, tacto, olfato o gusto) en nuestro cerebro se activa una serie de redes neuronales que nos permiten identificarlo o reconocerlo. Es un proceso cognitivo que, lamentablemente, también se altera por esta enfermedad, haciendo que las cosas pierdan su significado y, por eso, tal vez, no se identifiquen objetos comunes o no se reconozcan las caras de personas muy cercanas. En función del canal sensorial por el que se perciba el estímulo a reconocer, el fracaso en identificarlo se denominará agnosia visual, táctil, auditiva, olfativa o gustativa.

- **Alteración disejecutiva.** Las llamadas funciones ejecutivas son las que modulan la capacidad de razonamiento, de planificación, de lógica, de control de impulsos y la conducta. Su correcto funcionamiento depende de la integridad de los lóbulos frontales del cerebro y de sus conexiones con otras áreas cerebrales. Su afectación conducirá a síntomas relacionados con dificultades en estos aspectos, en distinto orden o intensidad según el caso.

Síntomas conductuales

Los síntomas relacionados con cambios en la conducta son muy habituales, pero también muy variables de una persona a otra. Sin embargo, suelen generar más desasosiego en las personas cuidadoras que los síntomas cognitivos. La mayoría de ellos son transitorios y no tienen por qué aparecer todos en cada caso, ni en el mismo orden ni intensidad. Citaremos algunos sucintamente:

- **Apatía.** Es uno de los síntomas conductuales más prominentes o frecuentes en fases iniciales. Al margen del grado de capacidad cognitiva para realizar cosas, la persona muestra un nivel de activación muy bajo y precisa de instigación constante para ponerse a hacerlas porque, de lo contrario, podría pasarse largas horas sentada en una butaca de forma totalmente pasiva.

- **Irritabilidad.** Se entiende como una reacción exagerada o desproporcionada y, por lo general, inesperada porque no se perciben o comprenden los motivos que la han provocado. Puede deberse a la frustración de la persona por no ser capaz de realizar algo o por sentirse desorientada. Podría acompañarse de agresividad, hiperactividad o gran inquietud.

- **Ansiedad.** Aparece ante las dificultades para prever lo que pueda suceder. Las personas con alzhéimer pueden mostrar temores irracionales como, por ejemplo, a quedarse solas cuando todavía tienen capacidad para ello o, en fases avanzadas, requerir la presencia constante de la persona cuidadora.

- **Delirios.** Son creencias falsas o erróneas, que no están basadas en ninguna evidencia, pero que se sostienen con vehemencia y firmeza, de forma que es muy difícil convencer a quien lo experimenta de su error o falsedad. Un ejemplo sería pensar de forma infundada que alguien le roba o le quiere envenenar. Normalmente tienden a aparecer en fases tardías y su aparición en fases tempranas, aunque no excluye un diagnóstico de alzhéimer, es más característica de otras enfermedades, como la demencia con cuerpos de Lewy.

- **Alucinaciones.** Son percepciones sensoriales falsas, muy vívidas, con las que la persona que las experimenta interactúa o reacciona a ellas (es decir, ve, oye, huele... cosas o personas que no existen o no están presentes y actúa como si estuvieran ahí). Igual que en el caso anterior, la presencia de alucinaciones en personas con alzhéimer es propia de fases avanzadas, mientras que su aparición temprana es, de nuevo, más típica de otras enfermedades, como la demencia por cuerpos de Lewy.

- **Alteraciones relacionadas con el sueño.** Al anochecer, una persona con alzhéimer puede sentirse más confusa y agitada. Se desconoce la causa, pero puede estar relacionado con el cansancio, la falta de luz o el aumento de las sombras. Además, durante la noche suelen producirse más despertares, de modo que durante el día puede existir somnolencia. Puede que, si se levanta durante la noche, al sentirse desorientada, haga cosas como vestirse, intentar salir a la calle o comer.

- **Agitación y agresividad.** Aunque no aparecen en todos los casos, pueden ser frecuentes en fases avanzadas de la enfermedad y, junto con los trastornos del sueño, son uno de los síntomas más disruptivos y que más puede dificultar el cuidado de personas con alzhéimer. A veces, puede ser un reflejo de algún problema subyacente (dolor, una infección de orina) que no saben comunicar, por lo que se recomienda consultar con profesionales sanitarios cuando este tipo de conductas aparecen de forma abrupta, de cara a esclarecer el posible desencadenante e indicar el tratamiento más adecuado.

Los síntomas conductuales pueden deberse a las propias alteraciones patológicas que se producen en el cerebro, pero, muy a menudo, se desencadenan como consecuencia de una falta de adaptación del entorno físico y humano de la persona afectada. Por ejemplo, un entorno mal iluminado puede favorecer percepciones erróneas del entorno y contribuir a desencadenar un delirio. O, una falta de comprensión por parte del entorno familiar de cómo se afecta al inicio de la enfermedad la memoria reciente mientras que la remota está conservada, puede llevar a culpabilizar a la persona con alzhéimer de falta de interés en recordar, esto genera un enfrentamiento con ella y puede desencadenar su irritabilidad. Por eso, es fundamental la empatía con la realidad de la persona enferma y observar las situaciones en que se producen alteraciones en su conducta para ver si se pueden identificar posibles elementos desencadenantes sobre los que se pueda actuar. A veces, será necesario recurrir temporalmente a alguna medicación para controlar estos síntomas cuando las intervenciones no farmacológicas no sean suficientes. Siempre debe ser el equipo médico de referencia el que paute e indique lo más conveniente.

Impacto funcional

Los cambios cognitivos y conductuales referidos contribuirán a una progresiva pérdida de autonomía de la persona enferma y, en consecuencia, a una mayor dependencia de terceras personas, normalmente, de la persona cuidadora. Este impacto funcional se refleja en una dificultad creciente para el desempeño autónomo en las actividades de la vida diaria que se categorizan en tres niveles. Su afectación en la enfermedad de alzhéimer se inicia con las más complejas hasta que, con la progresión de las fases, se verán afectadas las más básicas.

- **Actividades avanzadas de la vida diaria.** Son aquellas que tienen que ver con el control del medio físico y del entorno social. Permiten desarrollar un papel social, mantener una buena salud mental y disfrutar de una buena calidad de vida. Entre ellas: organizar un viaje, planificar la actividad laboral o cotidiana, ocuparse de la organización y realización de una comida familiar, o gestionar las propias finanzas.

- **Actividades instrumentales de la vida diaria.** En este grupo se engloban todas aquellas actividades que permiten adaptarse al entorno y mantener una independencia en la comunidad y que, para su realización, se suele requerir de instrumentos, herramientas o utensilios. Algunos ejemplos: utilizar un teléfono, un ordenador, un electrodoméstico, manejar los cubiertos, herramientas de bricolaje, preparar la comida...

- **Actividades básicas de la vida diaria.** Son aquellas dirigidas al autocuidado y movilidad que nos dotan de la autonomía elemental y permiten vivir sin precisar de ayuda continua de otros. En este grupo se incluye el mantenimiento de la higiene personal, vestirse, comer, usar autónomamente el cuarto de baño, controlar los esfínteres o caminar.

La evolución de la enfermedad de Alzheimer no es igual en cada persona ni hay un estándar para el ritmo de progresión de una fase a otra, algo dependiente de muchos factores, pero conocer de forma global sus fases evolutivas ayuda a comprender mejor la aparición de los síntomas y facilita la adaptación a un cambio constante. Anticiparse en algunas gestiones puede conferir cierta tranquilidad. Aun así, al conllevar la inevitable implicación de alguien que cubra la necesidad creciente de atención a la persona afectada en la vida cotidiana, es necesario prestar atención al impacto en la calidad de vida y el bienestar de las personas cuidadoras en el entorno familiar.

4. El alzhéimer precoz, o cuando da la cara demasiado pronto

El alzhéimer precoz, también conocido como «alzhéimer de inicio temprano», se caracteriza por el comienzo del deterioro cognitivo asociado a la demencia antes de los 65 años. Aproximadamente el 5 % de todos los casos de alzhéimer corresponde a esta categoría[20]. Aunque la mayoría de los casos son de causa desconocida, las causas genéticas son más frecuentes en el alzhéimer precoz que en el de edad de inicio tardía. Mientras que las formas genéticamente determinadas o familiares representan menos del 1 % del total de los casos de alzhéimer, se estima que este porcentaje podría subir hasta un 10 o 15 % en los casos de inicio temprano[21]. Estos casos se deben a mutaciones en la proteína precursora de amiloide (APP) o en las isoformas de la presenilina (PSEN1 y PSEN2), algo de lo que volveremos hablar en el siguiente capítulo. Estas mutaciones pueden provocar la aparición de síntomas tan pronto como a los 20 años, con una edad media de inicio alrededor de los 46 años. Existe la posibilidad de realizar pruebas genéticas para comprobar si la persona es portadora de una mutación que pueda causar la enfermedad, pero solo está indicada en familias en las que haya al menos, tres casos en dos generaciones consecutivas diagnosticadas antes de los 60 años. A las personas que decidan someterse a ellas, se les recomienda que lo hagan dentro de un programa de consejo genético que les asesore acerca del proceso y de lo que supone disponer de tal información.

Además, se ha observado que la mayoría de las personas con síndrome de Down, que presentan una trisomía parcial o total del cromosoma 21, desarrollan alzhéimer precoz. Este cromosoma contiene la información genética de la APP, y alteraciones en la misma explican que estas personas puedan mostrar características de la patología alrededor de los 40 años, empiecen a tener síntomas a los 50 y la mayoría desarrollen demencia antes de los 65 años[22].

El resto de los casos de alzhéimer precoz, al igual que en el resto de los casos de la enfermedad, se debe a una combinación de múltiples factores. Las personas afectadas suelen presentar un desarrollo atípico y de evolución más rápida.

La aparición de la enfermedad antes de los 65 años puede implicar desafíos adicionales, ya que es habitual que la persona afectada siga laboralmente activa, con menores o adolescentes a su cargo, o con progenitores de edad avanzada que necesiten cuidados. Esto supone un extra de dificultades añadidas que afectan al puesto de trabajo, la economía familiar y el cuidado de otros miembros de la familia. Precisamente por ser poco frecuente, el diagnóstico de alzhéimer precoz es lento y complejo, y los síntomas pueden llegar a atribuirse a efectos secundarios de otras situaciones como el estrés o la menopausia. Por ello es fundamental realizar pruebas complementarias para descartar otras causas o para, en caso de diagnóstico positivo de la enfermedad, poder tomar decisiones importantes sobre cuestiones profesionales, financieras, legales o familiares.

Aunque el origen de la enfermedad sea diferente entre las variedades familiares y esporádicas, hay aspectos neuropatológicos de base comunes, como son la acumulación de beta-amiloide, la producción de ovillos neurofibrilares de proteína tau y la consiguiente degeneración neuronal.

5. Formas atípicas de la enfermedad de Alzheimer

Existen formas atípicas de la enfermedad con una forma diferente de presentación de síntomas y una evolución y progresión distintas. Estas variantes atípicas comprenden, entre todas, un 30 % de los casos de esta enfermedad[23], y sus primeros síntomas suelen ser no amnésicos, es decir, no están relacionados con la alteración de la memoria. A medida que la enfermedad progresa, irán apareciendo otros síntomas cognitivos y/o conductuales.

Hay varios subtipos de alzhéimer atípico, que se diferencian según los síntomas predominantes al inicio de la enfermedad: afectación del lenguaje, problemas visuoperceptivos, trastornos disejecutivos, conductuales, o síntomas similares a los del síndrome corticobasal. Además, existe una variante que se caracteriza por una evolución más rápida de lo habitual. Veamos una breve descripción de estas variantes.

- **Variante logopénica de la enfermedad de Alzheimer.** Se caracteriza por dificultades en la evocación de palabras, bloqueos en el lenguaje y dificultades para la repetición de palabras o frases. Las personas afectadas saben lo que quieren decir, pero tienen problemas para encontrar las palabras adecuadas y suelen beneficiarse de pistas fonéticas como darles la primera sílaba de la palabra que quieren decir.

- **Atrofia cortical posterior o variante visual del alzhéimer.** Esta variante se distingue por problemas visuales y agnósicos, es decir, dificultades para reconocer caras u objetos, y problemas con la lectura y la escritura. La atrofia cerebral en esta variante se concentra en las regiones posteriores del cerebro. Es frecuente que las personas afectadas, inicialmente, expliquen sus dificultades como problemas visuales, por lo que a menudo una de las primeras especialidades médicas consultadas es la de oftalmología.

- **Variante disejecutiva y/o conductual.** Esta forma de alzhéimer atípico es poco reconocida y suele conllevar dudas de orientación diagnóstica. Presenta síntomas similares a los de la demencia frontotemporal, incluyendo cambios conductuales como apatía, alteraciones alimentarias, comportamientos obsesivos o rituales, y problemas disejecutivos en la organización, planificación o en el control de impulsos.

- **Síndrome corticobasal por enfermedad de Alzheimer.** Afecta principalmente a áreas cerebrales relacionadas con el control del movimiento y el procesamiento de la información, manifestándose en enlentecimiento de los movimientos, movimientos anormales y rigidez, que típicamente afecta a uno de los dos lados del cuerpo, así como dificultades con el pensamiento elaborado y el lenguaje.

- **Enfermedad de Alzheimer rápidamente progresiva.** Se caracteriza por una rápida progresión de los síntomas, resultando en un deterioro cognitivo y funcional acelerado, con una esperanza de vida tras el diagnóstico que a menudo no supera los 3 años.

Es importante destacar que las variantes de alzhéimer comparten características neuropatológicas, como la acumulación en el cerebro de placas de proteína beta amiloide y ovillos de proteína tau. Lo distintivo es que la acumulación de proteína tau y la pérdida de neuronas afecta diferentes regiones de forma preferente, y esto es lo que da origen a los diferentes síntomas. Sin embargo, las diferencias en los síntomas y el curso evolutivo de la enfermedad, así como el uso de biomarcadores específicos de la enfermedad de alzhéimer, llevarán a una orientación diagnóstica más precisa y a determinar consideraciones específicas para su tratamiento. Independientemente del origen de la variante de alzhéimer, sea genético, atípico o no, el diagnóstico temprano tiene gran importancia para poder dar las orientaciones más beneficiosas para el bienestar y la calidad de vida de las personas afectadas y de quienes cuidan de ellas.

6. Tratamiento actual de la enfermedad de Alzheimer

El hecho de que una enfermedad no tenga cura, como sucede en este caso, no implica que no tenga tratamiento. El tratamiento incluye diferentes tipos de acciones dirigidas a controlar los síntomas de la enfermedad para fomentar el bienestar y la calidad de vida de las personas afectadas y las de su entorno más próximo. En el caso del alzhéimer este abordaje terapéutico contempla dos tipos de tratamientos: uno relacionado con la administración de medicamentos y otro con intervenciones no farmacológicas. Además, la adecuada atención integral debe contemplar también las necesidades de apoyo a las personas cuidadoras.

Tratamiento farmacológico

Hasta la fecha, los tratamientos farmacológicos disponibles para la enfermedad de Alzheimer son sintomáticos. Esto significa que no alteran el curso neurobiológico de la enfermedad, pero ayudan a aliviar algunos de sus síntomas, pues reducen su intensidad y mejoran la calidad de vida tanto de las personas afectadas como de sus familiares, aunque su efectividad tiende a disminuir a medida que avanza la enfermedad. Sin embargo, hay esperanza en que esta situación cambie en el corto o medio plazo, ya que en la actualidad se están investigando más de cien fármacos para el tratamiento del alzhéimer, y se han reportado noticias alentadoras al respecto, como se abordará en el siguiente capítulo. A continuación, se detallan los medicamentos aprobados específicamente para la enfermedad de Alzheimer y que ya se prescriben en nuestro sistema sanitario.

Inhibidores de la acetilcolinesterasa

Las neuronas se comunican entre ellas por distintos mensajeros químicos o neurotransmisores. Uno de ellos es la acetilcolina, que participa en conexiones neuronales llamadas sinapsis colinérgicas y está implicado en la formación de la memoria y en el establecimiento de nuevos aprendizajes. Las sinapsis colinérgicas son especialmente sensibles a la toxicidad de las placas de beta-amiloide y los ovillos neurofibrilares presentes en los cerebros con alzhéimer, por lo que tienen unos niveles más bajos de acetilcolina. La acetilcolinesterasa o colinesterasa es una enzima que se encarga de eliminar la acetilcolina de las sinapsis. Cuando se inhibe su acción, con fármacos como el donepezilo, la galantamina o la rivastigmina, la degradación de la acetilcolina es más lenta por lo que puede permanecer más tiempo disponible en las sinapsis o conexiones neuronales y mejorar, temporalmente, algunas funciones cognitivas, como la memoria y la atención, además de proporcionar cierto control sobre algunos síntomas conductuales. Por lo general, los inhibidores de la acetilcolinesterasa se recetan en las etapas leves a moderadamente graves de la enfermedad de Alzheimer.

Diversos estudios clínicos e investigaciones han demostrado que estos medicamentos también pueden influir en las actividades de la vida diaria, promoviendo la autonomía de las personas con Alzheimer. El neurólogo o la neuróloga seleccionará el medicamento adecuado de acuerdo con las características de cada paciente y supervisará su eficacia y tolerancia. En general, estos medicamentos son bien tolerados, pero es importante informar a la persona responsable sobre posibles efectos secundarios para su evaluación, y si es necesario, ajustar la dosis, considerar un tratamiento alternativo, o suspenderlo.

Moduladores del glutamato

En este grupo de fármacos se encuentra la memantina, un antagonista del receptor NMDA del glutamato. El glutamato es otro mensajero químico o neurotransmisor que, en el caso del alzhéimer, se produce en mayor cantidad que en un cerebro sano. Este exceso de glutamato se asocia con procesos tóxicos y causa muerte neuronal. Por ello, al bloquear o antagonizar su receptor, se pueden evitar algunos de los efectos nocivos además de modular ciertas alteraciones conductuales. La memantina suele prescribirse cuando la enfermedad está en fases más avanzadas y ha demostrado ser eficaz a nivel cognitivo, en el funcionamiento global y en el desempeño en las actividades de la vida diaria.

Fármacos para el control de alteraciones conductuales

En determinados momentos de la evolución de la enfermedad, puede ser necesario complementar los medicamentos de base con otros destinados a controlar alteraciones afectivas como la depresión y la ansiedad, comportamientos disruptivos como la agitación, agresividad, alucinaciones o delirios, o problemas relacionados con el sueño. Para abordar estas alteraciones conductuales, se pueden prescribir otro tipo de fármacos, como los antipsicóticos, siendo la quetiapina y la risperidona los más empleados. Las dosis y duración del tratamiento dependerán de la gravedad de los síntomas, y es esencial seguir estrictamente las indicaciones médicas.

Cuando los síntomas predominantes son de tipo afectivo, pueden estar indicados fármacos antidepresivos como el citalopram, la sertralina o la trazodona. En general, no se recomienda el uso de ansiolíticos o sedantes de la familia de las benzodiacepinas, puesto que pueden agravar la desorientación, generan dependencia y, a largo plazo, se asocian a mayor riesgo de deterioro cognitivo, pero, en cualquier caso, será la persona médica de referencia quien valorará cuál es el fármaco más oportuno en cada caso.

Tratamiento no farmacológico

Además de los tratamientos farmacológicos, existen diversas terapias no farmacológicas para aliviar los síntomas del alzhéimer. Por otro lado, también se cuenta con diversas intervenciones y estrategias orientadas para orientar, apoyar y dotar de recursos personales a quienes cuidan de un familiar o ser querido con la enfermedad. Este tipo de intervenciones son igualmente útiles y complementarias a los tratamientos farmacológicos.

Tratamientos dirigidos a las personas afectadas

Este tipo de abordajes son multidisciplinares y, por lo tanto, implementados por profesionales de la psicología, neuropsicología, terapia ocupacional, musicoterapia o fisioterapia, entre otros, y comprenden técnicas como la estimulación cognitiva, la reminiscencia, la terapia o estimulación a través de la música o del arte, la estimulación sensorial, la terapia con animales, la psicomotricidad o la danza.

A pesar de que demostrar la eficacia de estas terapias no farmacológicas puede ser particularmente difícil debido a la menor inversión en este tipo de intervenciones y a los desafíos para medir objetivamente sus efectos, no significa que no sean efectivas o no deban utilizarse. Estas terapias pueden ofrecer beneficios significativos, ralentizando el deterioro cognitivo y funcional y mejorando la calidad de vida y el bienestar general de las personas con demencia. Son terapias complementarias a los tratamientos farmacológicos prescritos y pueden potenciar o tener un efecto sinérgico con los efectos de estos. Por su naturaleza, es muy difícil que este tipo de intervenciones tengan efectos perjudiciales. Sin embargo, uno de los riesgos es que haya una mala práctica cuando son realizadas sin una base de conocimiento suficiente o sin tener en cuenta la persona con alzhéimer como PERSONA (en mayúsculas) y olvidar el respeto y dignidad que merece, teniendo en cuenta sus gustos, preferencias y su historia de vida, sin obligarla a nada y evitando infantilizarla o aislarla.

Terapias y acciones dirigidas a las personas cuidadoras

De la misma manera, las terapias no farmacológicas pueden reportar importantes beneficios a las personas cuidadoras del entorno familiar. Es muy habitual que en el seno de cada familia haya una persona que, voluntaria o involuntariamente, se convierta en el eje central de la provisión de atención y cuidados que precisa la persona con enfermedad de Alzheimer; es la que denominamos persona cuidadora principal. En el desempeño de sus funciones es muy frecuente que esta persona vea negativamente repercutido su bienestar, con afectación de su salud, tanto física como psicológica. Y, aunque el bienestar de la persona con alzhéimer depende de muchos otros factores, la atención que recibe de quien le cuida influye claramente en ello. Las necesidades de atención a la persona cuidadora no están ni suficiente ni adecuadamente cubiertas por el sistema sociosanitario. Es más, no están suficientemente reconocidas, aunque, afortunadamente, poco a poco van recibiendo mayor atención. Hasta la fecha, no obstante, su cobertura es dada, fundamentalmente, por asociaciones de familiares de personas afectadas y otras entidades sociales.

Las actuaciones que se llevan a cabo en este contexto son intervenciones dirigidas a la adquisición de información sobre la enfermedad para poder aceptarla y enfrentarla mejor, además de proporcionar a las personas cuidadoras herramientas para su autocuidado y una red de apoyo y ayuda. Ejemplos de ello son los grupos de ayuda mutua, un elemento con largo recorrido en el entorno de las asociaciones de familiares y otras entidades. En la Fundación Pasqual Maragall hace ya varios años que se lleva a cabo una intervención de grupos psicoterapéuticos para personas cuidadoras de un familiar con alzhéimer, con un elevado nivel de satisfacción entre las personas participantes. Además, esta intervención, basada en la terapia psicológica cognitivo-conductual, fue sometida a estudio científico[24] y se ha podido demostrar sus efectos beneficiosos, entre otros, en el estado de ánimo, en la percepción de apoyo social o en el aumento de la resiliencia (la capacidad de desarrollar un refuerzo emocional positivo ante situaciones adversas). Se llevan a cabo también grupos psicoeducativos *online* para ofrecer herramientas y estrategias que, de forma ágil y accesible, permitan afrontar mejor las situaciones cotidianas con un ser querido con alzhéimer, a la vez que se gane en autoconsciencia y recursos emocionales para que la persona cuidadora atienda prioritariamente sus necesidades, por su bienestar y por el de la persona a quien cuida.

5
Claves para la prevención de la enfermedad de Alzheimer y la salud cerebral del futuro

Oriol Grau Rivera, Marc Suárez Calvet,
Natàlia Vilor-Tejedor, Carolina Minguillon y
Nina Gramunt Fombuena

Hace décadas que se busca la causa de la enfermedad de Alzheimer como al santo grial. La razón es obvia: identificar la causa subyacente podría simplificar la prevención de la enfermedad. No obstante, la investigación científica apoya cada vez más la idea de que no hay una única causa para la enfermedad de Alzheimer, sino que son varios los factores que, en mayor o menor medida, pueden influir en su desarrollo. Por tanto, más que de causas, es más apropiado referirse a factores de riesgo asociados al alzhéimer. La salud cardiovascular emerge como un aspecto clave, ya que «lo que es bueno para el corazón es bueno para el cerebro». Así, los hábitos de vida que ayudan a proteger el corazón protegerán en buena medida el cerebro. Muchos otros hábitos y condicionantes de vida, que también tienen un impacto directo en cómo de saludable envejecerá este órgano, serán determinantes de nuestra salud cerebral.

La prevención del alzhéimer se basa en incidir sobre aquellos factores de riesgo modificables (como dieta, actividad física, diabetes, hipertensión, fumar, etc.) para tratar de evitar o retrasar el desarrollo de la enfermedad e intervenir farmacológica y no farmacológicamente lo antes posible cuando se detecten indicios de alteración. Dependiendo de la fase de la enfermedad se actuará en un nivel u otro de prevención. La detección precoz, cuando los síntomas no son aún evidentes, es fundamental para maximizar los efectos preventivos, como veremos en el próximo capítulo.

1. La existencia de una fase preclínica

Actualmente sabemos que cuando una persona empieza a experimentar dificultades cognitivas propias de la enfermedad de Alzheimer, su cerebro lleva años acumulando cambios neuropatológicos, incluso hasta 15 o 20 años. Es decir, que la manifestación de síntomas del alzhéimer es la cara visible de alteraciones cerebrales que se iniciaron hace mucho tiempo, pero de forma silenciosa, sin dar muestras externas de ello. Esto es lo que se conoce como fase preclínica de la enfermedad de Alzheimer.

En los años ochenta, algunos equipos de investigación ya observaron cambios neuropatológicos propios del alzhéimer, como la presencia de placas de amiloide o de ovillos neurofibrilares, en el estudio anatomopatológico de cerebros de personas que habían fallecido sin mostrar un deterioro cognitivo evidente. Este es un hallazgo que hoy en día se puede detectar también mediante técnicas de estudio *in vivo*. Gracias a distintos biomarcadores (que veremos en mayor detalle en el próximo capítulo), ahora podemos constatar la presencia de, por ejemplo, placas de beta-amiloide en el cerebro de personas sin alteraciones cognitivas.

Esta fase preclínica de la enfermedad de Alzheimer se definió en el contexto de la investigación hacia el año 2010, basándose en estudios realizados en personas portadoras de mutaciones en tres genes (*APP, PSEN1* y *PSEN2*), cuya función está relacionada con la proteína beta-amiloide. Estas mutaciones implican el desarrollo, casi con total certeza, de la enfermedad de Alzheimer, por lo general a edades precoces. Sin embargo, las mutaciones genéticas en estos genes son sumamente infrecuentes, inferior al 1 % de todos los casos. A pesar de su baja incidencia, estos estudios han proporcionado información crucial que ha abierto nuevas vías de investigación para la detección temprana y la prevención de la enfermedad.

La posibilidad de identificar los cambios preclínicos cobra especial importancia a la hora de diseñar ensayos clínicos con nuevos fármacos. Conocer la existencia de la fase preclínica respalda la idea de que una de las posibles causas del fracaso de tantas moléculas evaluadas para modificar el curso de la enfermedad radica en una intervención tardía. Durante décadas, los ensayos de nuevos fármacos se han probado en personas que ya presentaban un deterioro cognitivo evidente, incluso con una demencia bien establecida. En ese punto, el daño cerebral y la neurodegeneración son tan avanzados que es muy difícil lograr un impacto relevante.

En la actualidad, múltiples ensayos clínicos están enfocados en determinar si el tratamiento con nuevos fármacos en personas con alzhéimer en la fase preclínica o en fases sintomáticas muy leves pueden ralentizar los síntomas y producir cambios en la neuropatología. Los primeros resultados positivos y esperanzadores ya han visto la luz, aunque sabemos que hay múltiples variables a considerar y que se deben producir cambios sustanciales a diversos niveles para que estos nuevos fármacos puedan administrarse de manera generalizada a la mayor cantidad de personas que potencialmente puedan beneficiarse de ellos.

En este contexto, los biomarcadores cerebrales (esos «chivatos» que pueden contar lo que está sucediendo en el cerebro) son clave para la detección de la fase preclínica, el diagnóstico precoz y la evaluación de la eficacia de los tratamientos.

2. El riesgo de desarrollar alzhéimer

Tal y como hemos mencionado antes, más que hablar de la causa de la enfermedad de Alzheimer, hemos de referirnos a múltiples factores que, según distintas proporciones y combinaciones, confieren a cada persona un mayor o menor riesgo de desarrollarla. Algunos de estos factores podemos modificarlos a lo largo de la vida, mientras que otros son inamovibles.

Factores de riesgo no modificables

Los factores incluidos en este grupo son en esencia tres: la edad, la genética y el sexo biológico (que es distinto del género como constructo social). Veamos de qué forma contribuyen al riesgo de alzhéimer cada uno de ellos.

Edad

Con el envejecimiento, el cerebro experimenta cambios que aumentan el riesgo de desarrollar alzhéimer. A mayor edad, más probable es que haya acúmulo de placas de amiloide y la formación de ovillos neurofibrilares de proteína tau, lo que dificulta la comunicación entre las neuronas y, al final, conduce a la muerte neuronal. Esto puede sumarse a cambios en la forma en que las neuronas se comunican entre sí, siendo esta comunicación menos eficiente con el paso de los años. Además, en edades avanzadas se observan con frecuencia algunos cambios neurovasculares que pueden disminuir el riego sanguíneo, afectando al aporte de oxígeno y nutrientes al cerebro. Por otro lado, el envejecimiento suele ir acompañado de procesos inflamatorios crónicos que también afectan al cerebro y que pueden contribuir al desarrollo de la enfermedad de Alzheimer.

Es importante señalar que no hay una relación lineal directa entre envejecer y desarrollar alzhéimer. Es decir, esta enfermedad no es una consecuencia inevitable de cumplir años, aunque la edad juega un papel muy relevante en el relato complejo de la neurodegeneración y envejecer es el principal factor de riesgo para el desarrollo del alzhéimer. Factores como la genética, la salud cardiovascular o el estilo de vida pueden modular la influencia de la edad en este proceso.

Genética

La conexión entre la enfermedad de Alzheimer y la genética es con frecuencia una fuente de preocupación para las familias con antecedentes, ya que surge la inquietud sobre si la enfermedad puede ser heredada. Sin embargo, en la gran mayoría de los casos, el alzhéimer no se hereda como una enfermedad genéticamente determinada. El hecho de que un padre o madre haya padecido la enfermedad no implica automáticamente que sus hijos la vayan a desarrollar.

El porcentaje de casos de alzhéimer debido a la expresión de genes determinantes es inferior al 1 % del total. Estos casos se conocen como alzhéimer familiar, en los que la enfermedad se manifiesta habitualmente (aunque no siempre) antes de los sesenta años[1]. Los descendientes de estas personas tienen un 50 % de probabilidades de desarrollar la enfermedad. Las mutaciones identificadas se encuentran en el gen de la proteína precursora amiloide (APP, por sus siglas en inglés), el gen de la presenilina 1 (PSEN1) y el gen de la presenilina 2 (PSEN2). El diagnóstico de alzhéimer familiar se considera para su estudio cuando hay varias personas afectadas en una misma familia en dos o más generaciones consecutivas y cuando la edad de inicio es considerada temprana.

Las mutaciones en estos genes están vinculadas a disfunciones en la producción y procesamiento de la proteína beta amiloide. Cuando esto ocurre, y ante la sospecha de que la enfermedad sea del tipo hereditario, se puede sugerir la realización de una prueba genética. Son momentos en los que pueden surgir dudas y miedos, por lo que se recomienda que quienes decidan seguir el proceso de esta prueba lo hagan bajo el paraguas de la orientación profesional especializada y en el marco de un programa de consejo genético, en el que la persona estará acompañada e informada en todo momento. Disponer de esta información y estudiar estas mutaciones son aspectos fundamentales para comprender el desarrollo de la patología e investigar posibles tratamientos preventivos.

Además, se sabe de la existencia de otros genes de riesgo que aumentan la probabilidad de desarrollar la variante más común de alzhéimer, conocida como alzhéimer esporádico, cuyos síntomas suelen manifestarse a partir de los 65 años. Entre los genes de riesgo, destaca el gen APOE, encargado de codificar la información para la apolipoproteína E, de la cual existen tres variantes alélicas: ε2 (poco común y al parecer con efectos protectores contra el alzhéimer), ε3 (la forma más prevalente en la población y sin relación aparente con la enfermedad) y ε4 (considerada un factor de riesgo de padecer alzhéimer)[2,3]. Los genes tienen dos copias, conocidas como alelos, una heredada de cada progenitor. Es posible tener una única copia del alelo ε4, combinada con otro alelo, o presentar ambas copias iguales, situación en la cual el riesgo de desarrollar alzhéimer aumenta en comparación con la presencia de una sola copia (o cualquier otra combinación de alelos tomando como referencia normalmente la combinación ε3-ε3). Sin embargo, el hecho de tener una o dos copias no implica de manera categórica el desarrollo de la enfermedad, ya que existen otros muchos factores de riesgo que influyen y otros tantos que la previenen.

De hecho, en la complejidad del riesgo genético de la enfermedad de Alzheimer contribuyen múltiples genes (lo que se llama poligenicidad). Mientras que, como se ha visto, una única variante puede tener un impacto modesto, la combinación de múltiples variantes genéticas puede converger en una predisposición o protección significativa hacia la enfermedad. La investigación detallada de esta contribución poligénica podría ser crucial para desarrollar estrategias de intervención más precisas y personalizadas en el contexto de la enfermedad de Alzheimer.

Sexo

La enfermedad de Alzheimer es más frecuente en mujeres: dos de cada tres personas diagnosticadas son de sexo femenino, hecho que tradicionalmente se ha atribuido a una mayor longevidad. Sin embargo, hoy se sabe que hay otros muchos factores que influyen en el desarrollo de la enfermedad en las mujeres. Históricamente, la salud de la mujer ha sido poco estudiada tanto en los estudios clínicos (en humanos) como en la investigación básica mediante el uso de hembras en modelos animales, lo que ha llevado a que existan muchos mecanismos específicos aún desconocidos. Más allá de la diferencia en la esperanza de vida, las mujeres muestran una mayor vulnerabilidad a la acumulación de proteína tau y a la subsiguiente formación de ovillos neurofibrilares, lo cual se asocia a un deterioro cognitivo más rápido. Otro factor de riesgo asociado al sexo es la salud cardiovascular, en la que influyen, a su vez, la presencia de diabetes, colesterol elevado o hipertensión como se explica más adelante.

Actualmente se está investigando si los cerebros de las mujeres son más resilientes a la acumulación de tau hasta que llega un punto crítico en el que no pueden mantener la normalidad cognitiva y se inicia un deterioro más rápido que en el caso de los hombres[4]. A lo anterior se suman las fluctuaciones hormonales que ocurren a lo largo de la vida de la mujer, especialmente en los niveles de estrógenos, que favorecen y potencian procesos cognitivos, neuroprotectores y de neuroplasticidad. Durante la menopausia, los estrógenos disminuyen significativamente, dando lugar a un aumento de la acumulación de placas de beta-amiloide y una pérdida de volumen de la sustancia gris detectable por técnicas de neuroimagen[5]. Por estos motivos, se plantea que las mujeres que presentan una menopausia tardía y, por tanto, tienen un mayor tiempo de exposición a los estrógenos, podrían estar más protegidas contra los cambios cerebrales característicos del alzhéimer.

Además de las diferencias biológicas asociadas al sexo, es fundamental considerar los aspectos de género en el estudio del alzhéimer. Los factores de género incluyen roles sociales, comportamientos, expectativas y actividades asociadas a las personas en la sociedad. Estos factores pueden influir significativamente en la salud mental y física y, por lo tanto, en el riesgo de desarrollar alzhéimer. Por ejemplo, las diferencias en el acceso a la educación, oportunidades laborales y los roles adquiridos pueden contribuir a variaciones en la reserva cognitiva lo que a su vez puede afectar la susceptibilidad y progresión de la enfermedad. Además, el estrés y la carga mental asociados a roles tradicionales de género, como el cuidado de la familia, pueden impactar en la salud cognitiva. Un aspecto clave en este contexto es el de la hipótesis de una menor reserva cognitiva en mujeres. Es probable que esto se deba a que, hoy en día, las mujeres de edad avanzada tienen, de media, menos años de educación que los hombres. La reserva cognitiva es una capacidad del cerebro que se va ejercitando a lo largo de la vida mediante la estimulación activa y la adquisición de nuevos conocimientos y experiencias y está asociada a un menor declive cognitivo. Todos estos datos y resultados indican que es crucial investigar específicamente el impacto del alzhéimer en mujeres para poder diseñar intervenciones dirigidas, personalizadas y dependientes del sexo.

Factores de riesgo modificables

A pesar de la creciente longevidad de la población a nivel mundial, la incidencia de demencia específica por edad está experimentando una disminución en muchos países, presumiblemente, como resultado de mejoras en áreas como la educación, la nutrición, la atención médica y cambios en el estilo de vida[6]. En 2017, la Comisión Lancet (de la prestigiosa revista científica) para la prevención, intervención y atención a la demencia, elaboró, respaldada por sólida evidencia científica, una lista de nueve factores de riesgo potencialmente modificables para el desarrollo de demencia[7] (recordemos que se estima que el alzhéimer es el responsable del 60-70 % de los casos):

1. Menor educación
2. Hipertensión
3. Disminución de la capacidad auditiva
4. Tabaquismo
5. Obesidad
6. Depresión
7. Inactividad física (sedentarismo)
8. Diabetes
9. Bajo contacto social

Esta misma comisión científica añadió tres factores más, basándose en nuevas investigaciones[8]:

10. Excesivo consumo de alcohol

11. Lesiones cerebrales traumáticas

12. Polución ambiental

Se considera que, en conjunto, estos 12 factores de riesgo modificables contribuyen al 40 % de los casos de demencia en todo el mundo. El gráfico 5.1 muestra la contribución relativa de cada uno de estos factores. Hay que tomar en consideración que la etapa vital confiere un valor diferencial a distintos tipos de riesgo. Por ejemplo, la educación formal tiene especial relevancia en etapas tempranas, mientras que los factores de riesgo cardiovascular son particularmente relevantes en etapas intermedias.

Gráfico 5.1 Factores de riesgo asociados con el riesgo de demencia según la Lancet Commission

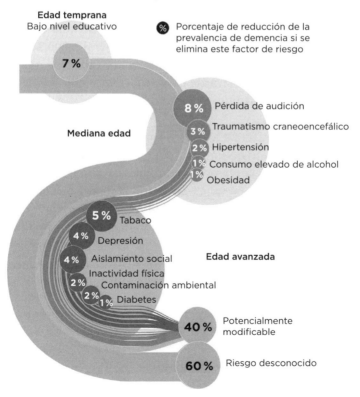

Fuente: Imagen adaptada de Livingston, Huntley y Sommerlad[8].

Podemos clasificar estos factores de riesgo en diversas categorías según su relación con distintos aspectos: a) salud cardiovascular (hipertensión, obesidad, diabetes); b) contexto de desarrollo vital (menor educación, polución); c) salud y el bienestar general (depresión, baja audición, lesiones cerebrales traumáticas) o d) estilo de vida (bajo contacto social, elevado consumo de alcohol, tabaquismo, inactividad física).

A continuación, exploraremos brevemente algunos aspectos del conocimiento científico que respaldan el potencial preventivo de estos factores en relación con la demencia.

Factores relacionados con la salud cardiovascular

- Hipertensión

La relación entre la hipertensión arterial (HTA) en la adultez media y el desarrollo de deterioro cognitivo y demencia es compleja, aunque existe un consenso científico general respecto a su aumento en el riesgo de padecer demencia. Por otro lado, los resultados de un estudio mostraron cómo un tratamiento intensivo de la presión arterial disminuye la incidencia de deterioro cognitivo leve[9].

La HTA crónica afecta a los vasos sanguíneos del cerebro, dificultando la aportación de sangre y oxígeno a las neuronas. Además, algunos estudios sugieren que un flujo sanguíneo deficiente favorece un incremento en la acumulación cerebral de placas de proteína beta-amiloide y con una posible contribución a la formación de ovillos neurofibrilares, ambas, alteraciones neuropatológicas características del alzhéimer. Estos procesos se asocian a la presencia de microinfartos silenciosos (aislados, no producen síntomas) pero que con el tiempo pueden contribuir a la aparición de deterioro cognitivo.

- Diabetes

Diversos estudios han mostrado una relación entre la diabetes, especialmente de tipo 2, y un menor rendimiento cognitivo, así como un mayor riesgo de demencia[10,11]. Aunque los mecanismos que median esta relación aún están siendo investigados, se sabe que la diabetes puede ocasionar daños en los vasos sanguíneos, considerándose un factor de riesgo para la demencia vascular y también para el alzhéimer.

En modelos experimentales de diabetes en roedores, se han identificado dos mecanismos principales subyacentes a la demencia relacionada con la diabetes: resistencia cerebral a la insulina, que implica una alteración en la transmisión de esta hormona; y amiloidogénesis o acumulación de depósitos de beta-amiloide en el cerebro. Esto no excluye la aparición de otros procesos relacionados con la neuroinflamación o el estrés oxidativo que en conjunto desencadenarían neurodegeneración y la consecuente alteración cognitiva.

- Obesidad

El sobrepeso y la obesidad suponen una preocupación creciente para la salud a nivel global. Los consensos de la comisión Lancet para la prevención de demencia recogen datos de diversos estudios científicos que vinculan un índice de masa corporal (IMC) igual o superior a 30 (indicativo de obesidad) en la adultez media, con el desarrollo de demencia en edades más avanzadas. Por otro lado, investigaciones adicionales reportaron que una pérdida de al menos 2 kg hacia los 50 años en personas con un IMC superior a 25 (indicativo de sobrepeso), se asocia con mejoras significativas en la atención y la memoria[12].

Un peso corporal elevado está relacionado con diversas enfermedades y tiene un impacto directo e indirecto en la salud general, por su mediación en complicaciones médicas o el impacto en los factores de riesgo cardiovascular. La pérdida de peso cuando este excede los valores saludables suele mejorar diversos aspectos metabólicos y, por tanto, contribuye a la reducción del riesgo de demencia.

Sabemos que la relación entre factores de riesgo cardiovascular y el posible desarrollo de demencia no se limita a lo mencionado hasta ahora. Hay múltiples líneas de investigación abiertas a este respecto. Una investigación reciente, en la que participa el Barcelonaβeta Brain Research Center (BBRC), el centro de investigación de la Fundación Pasqual Maragall, enmarcada en un estudio longitudinal sobre salud cardiovascular liderado por el doctor Valentín Fuster desde el Centro Nacional de Investigaciones Cardiovasculares (CNIC), ha demostrado que la aterosclerosis (acúmulo de placas de grasa en las arterias) también está implicada en alteraciones cerebrales típicas del alzhéimer, además de su crucial implicación en enfermedades cardiovasculares[13]. El control de los factores de riesgo cardiovascular tiene mucho que ver con hábitos y con el estilo de vida, al margen de precisar control médico en muchas ocasiones.

Factores relacionados con el contexto de desarrollo vital

- Acceso a la educación

Se sabe que algunas personas presentan cambios neuropatológicos característicos de la enfermedad de Alzheimer como placas y ovillos y, sin embargo, no tienen demencia, lo que sugiere cierta capacidad de adaptación de sus cerebros. Esta resiliencia también se ha observado en algunas personas capaces de soportar una acumulación significativa de neuropatología vascular o asociada con otras enfermedades neurodegenerativas, como la de cuerpos de Lewy. Estos descubrimientos han dado origen al concepto de reserva cognitiva[14], que ya se ha mencionado en el capítulo 3, y sugiere que las personas que cuentan con esta reserva cerebral pueden afrontar una mayor carga de neuropatología sin experimentar declive cognitivo y funcional. En consecuencia, en caso de desarrollar demencia, este proceso se produce a un ritmo más lento en comparación con aquellos que carecen de esta reserva cerebral.

Esta reserva puede depender de factores anatómicos del cerebro o de la adaptabilidad cognitiva y los años de educación formal o académica tienen un gran impacto sobre ella. No obstante, diversos estudios han demostrado que la reserva cognitiva no es un proceso estático, sino que es susceptible de ser moldeada a lo largo de la vida mediante diferentes estrategias de estimulación cognitiva e intelectual. Además, factores como el tipo de ocupación laboral, las actividades de ocio o la práctica de ejercicio físico pueden influir en esta capacidad de reserva cognitiva, incluso en personas con predisposición genética a padecer demencia.

- Polución ambiental

Las investigaciones más recientes sugieren que la polución del aire podría estar relacionada con un mayor riesgo de desarrollar alzhéimer. Así lo detalla un estudio liderado por un equipo de investigación del BBRC, en colaboración con el Instituto de Salud Global de Barcelona (ISGlobal) y con el impulso de la Fundación La Caixa, en el que se demostró que las personas expuestas a niveles más altos de dióxido de nitrógeno (NO2) y partículas en suspensión del aire de menos de 10 µm de diámetro (PM10) presentan una mayor atrofia cerebral y un menor grosor cortical en áreas específicas del cerebro afectadas en la enfermedad de Alzheimer[15]. En otro estudio, también encontraron que personas expuestas a niveles más altos de NO2 y la absorción de partículas en suspensión del aire de menos de 2.5 µm de diámetro (PM2.5) presentan mayores concentraciones de deposición de amiloide en el cerebro, mientras que personas más expuestas a PM10 y PM2.5 también presentaron mayores concentraciones de neurofilamento ligero (NfL) en el líquido cefalorraquídeo, siendo estos dos indicadores del inicio biológico de la enfermedad de Alzheimer[16]. Esto resalta la importancia de implementar planes de protección ambiental y de gestión de calidad del aire para disminuir el impacto de este factor de riesgo.

Factores relacionados con la salud y el bienestar general

- Depresión

Es frecuente que las personas que padecen la enfermedad de Alzheimer también sufran alguna forma de depresión[17], siendo este el segundo síntoma neuropsiquiátrico más común de la enfermedad, después de la apatía. La alta probabilidad de que alzhéimer y depresión coexistan hace que el diagnóstico diferencial sea más complicado. Las alteraciones cerebrales asociadas a la enfermedad de Alzheimer suelen interferir con los neurotransmisores, o mensajeros químicos, que modulan el estado de ánimo, incluso en fases tempranas de la enfermedad. Por ello, la depresión puede coexistir con otros síntomas ya desde el inicio.

Muchas personas afectadas por depresión suelen presentar síntomas como un enlentecimiento del pensamiento, apatía, retraimiento social, problemas de concentración y olvidos frecuentes que pueden parecer los primeros síntomas de la enfermedad de Alzheimer cuando ocurren a partir de cierta edad. Ante esta situación, la persona especialista puede prescribir un tratamiento para la depresión con el fin de discriminar cuál de los dos procesos está ocurriendo. Si tras unos meses de tratamiento, los síntomas de depresión y cognitivos mejoran, el diagnóstico se inclinará hacia una depresión y se continuará con ese tratamiento hasta que sea necesario. En cambio, si los síntomas depresivos mejoran, pero los cognitivos persisten o incluso empeoran, es probable que se inicie un protocolo de pruebas para determinar si las causas son por alzhéimer u otra enfermedad.

El propio transcurso de la enfermedad hace que las personas afectadas tengan dificultades para expresar sus emociones o estados de ánimo, por lo que, en muchas ocasiones, los síntomas de depresión asociados a alzhéimer son más leves que los de una persona que no tenga deterioro cognitivo.

- Pérdida de audición

La pérdida de audición, o hipoacusia, también se considera un factor de riesgo de deterioro cognitivo y demencia[18], especialmente en personas de edad avanzada. Aunque diversos estudios han demostrado la relación entre estos dos fenómenos, los mecanismos o causas exactas aún se desconocen. Actualmente, se barajan tres hipótesis para explicar esta relación.

La primera hipótesis sugiere que los mismos mecanismos que provocan el deterioro cognitivo son responsables de la pérdida de audición, de forma que esta sería una manifestación temprana del desarrollo de una demencia. De acuerdo con la segunda hipótesis, una disminución en la interacción social asociada a la pérdida de audición podría aumentar la probabilidad de soledad o de alteraciones en el estado de ánimo, favoreciendo la aparición de deterioro cognitivo y de demencia. La tercera hipótesis sugiere que el hecho de padecer hipoacusia requiere un mayor esfuerzo mental para concentrarse y procesar el sonido de manera efectiva, lo que podría afectar a los recursos neuronales disponibles e interferir con otros procesos cognitivos. Esta sobrecarga podría tener consecuencias adversas sobre nuestra estructura cerebral a largo plazo.

Por fortuna, la pérdida de audición puede tratarse con eficacia mediante procedimientos quirúrgicos o el uso de audífonos. En muchos casos, corregir la hipoacusia se asocia con una clara mejoría en el rendimiento cognitivo cotidiano y en tareas relacionadas con la memoria. Por ello, es clave implementar medidas correctivas que preserven la actividad comunicativa y la socialización, disminuyendo la probabilidad de aislamiento social y la depresión y mitigando así el impacto negativo que la hipoacusia puede tener en la salud cerebral.

• Lesiones traumáticas cerebrales

La lesión traumática cerebral leve es un daño en el cerebro causado por una fuerza externa, manifestándose como un síndrome neurológico súbito y transitorio. Este síndrome puede presentar diversos síntomas como cefalea, cambios visuales, alteraciones conductuales o cognitivas, entre otros, y puede incluir pérdida de consciencia o no. Generalmente, los casos leves se resuelven en un plazo corto de días o semanas sin secuelas graves. Sin embargo, si la gravedad del traumatismo es moderada o severa, o si estas lesiones leves son frecuentes y repetidas, como ocurre en deportes de contacto o veteranos de guerra, puede desarrollarse un trastorno conocido como «encefalopatía traumática crónica»[19], considerada un factor de riesgo importante para el futuro desarrollo de demencia.

Este tipo de lesiones ponen al sistema nervioso en un estado mucho más vulnerable al desarrollo de enfermedades neurodegenerativas, ya que afectan a los vasos sanguíneos cerebrales, a la acumulación de proteína tau y formación de ovillos, al adelgazamiento de la corteza cerebral, a procesos neuroinflamatorios y al agrandamiento de los ventrículos, llegando a una atrofia de la corteza cerebral que conlleva alteraciones cognitivas profundas. La prevención de estas lesiones es crucial ya que los tratamientos actuales están aún en fases tempranas de desarrollo. Evitar golpes, caídas y utilizar adecuadamente cascos, cinturones de seguridad y otras protecciones, junto con la adopción de actitudes prudentes y sensatas, representan las herramientas más eficaces para prevenir estas lesiones que tienen un impacto significativo en la sociedad y la salud cerebral.

Factores relacionados con el estilo de vida

* Aislamiento social

Son varias las vías por las que la soledad puede afectar al desarrollo de deterioro cognitivo leve y/o demencia y a continuación comentamos las más relevantes.

La soledad no deseada puede desencadenar procesos fisiopatológicos en el cerebro que pueden influir directamente en el desarrollo de enfermedades neurodegenerativas. El aislamiento social percibido induce una mayor reactividad al estrés conduciendo dicha alteración a problemas de sueño, alteraciones en el sistema inmunológico, aumento de los niveles de estrés oxidativo, sobreexpresión de genes proinflamatorios, etc. Además, publicaciones recientes han aportado evidencias sobre los mecanismos genéticos que vinculan la soledad y la demencia. Por ejemplo, se ha demostrado la asociación entre la soledad y la carga amiloide en personas mayores sanas[20], siendo esta relación más fuerte en aquellas que portan la variante APOE*ε4. En la misma línea, cada vez existe una mayor evidencia de que tanto la soledad como la demencia están asociadas a una mayor aceleración en el acortamiento de los telómeros (los extremos de los cromosomas) durante la vida[21] y actualmente es uno de los focos de investigación en relación con el envejecimiento. También a la inversa, el acortamiento de los telómeros se asocia con un mayor riesgo de demencia. Una segunda vía está relacionada con los comportamientos menos saludables que adoptan las personas en situación de soledad, como pueden ser la ausencia de actividad física, una defectuosa nutrición, o el abuso de medicamentos no controlados por profesionales. En tercer lugar, se sabe que la soledad incrementa el riesgo de depresión, y la relación entre depresión, deterioro cognitivo y demencia está bien establecida desde hace tiempo. La soledad se vincula a discrepancias entre las relaciones sociales esperadas y las reales, o a ausencia de refuerzo social positivo, entre otras cosas, lo que favorece la sintomatología depresiva. En cualquier caso, la soledad constituye un factor de riesgo «independiente», incluso una vez controlado estadísticamente el efecto de la depresión con respecto a la posibilidad de desarrollar deterioro cognitivo y/o demencia.

- Elevado consumo de alcohol

La dieta mediterránea se ha asociado a beneficios para la salud cardiovascular y cerebral, incluyendo en ella el consumo moderado de vino. Sin embargo, la evidencia científica no respalda de forma sólida este saber popular. Los efectos beneficiosos del vino se atribuyen a los polifenoles, que poseen propiedades antioxidantes, antiinflamatorias y reguladoras de la glucemia y los niveles de colesterol y otros ácidos grasos en sangre. Entre los polifenoles destaca el resveratrol, al que se atribuyen propiedades antienvejecimiento y neuroprotectoras que podrían proteger frente a algunos síntomas de la enfermedad de Alzheimer.

No obstante, dada la escasa evidencia científica en ensayos clínicos, se aconseja adoptar una postura cautelosa respecto al consumo de vino. Se sugiere limitarse a un perfil de bajo consumo, lo que equivale a una copa diaria para las mujeres y una copa y media para los hombres, siempre y cuando vaya acompañado de comida y no haya ninguna contraindicación médica o incompatibilidad con fármacos. Además, es importante recordar que el consumo excesivo de alcohol puede tener repercusiones negativas a nivel psicológico y social, y que se asocia con otras patologías graves que afectan directamente a la salud cardiovascular y, por ende, a la cerebral.

- Tabaquismo

Existen múltiples evidencias observacionales que respaldan la asociación entre el tabaco y el riesgo de deterioro cognitivo y la demencia. Fumar es nocivo para el corazón y los pulmones y aumenta el riesgo de padecer enfermedades cardiovasculares o de un infarto cerebral. Según un metaanálisis realizado en el año 2015[22], las personas fumadoras tienen un 30 % más de probabilidades de desarrollar demencia y un 40 % más de posibilidades de padecer la enfermedad de Alzheimer. Este estudio revela que, por cada veinte cigarrillos, el riesgo de demencia se incrementa en un 34 %. Además, se suma otra dificultad y es el hecho de que las personas mayores tienen menos probabilidades de dejar de fumar y están menos dispuestas a ello en comparación con las personas más jóvenes. En este sentido, los programas de apoyo para dejar de fumar se convierten en potentes herramientas, ya que abandonar el hábito de fumar, incluso en edades avanzadas, reduce este riesgo equiparándolo al de aquellas personas que nunca han fumado.

- Sedentarismo

La inactividad física es responsable del 20 % de casos de demencia en Europa, posicionándose como uno de los principales factores de riesgo a considerar. Actualmente, se estima que más del 25 % de la población mundial lleva un estilo de vida sedentario, aumentando hasta en un 30 % el riesgo de desarrollar demencia. Un metaanálisis realizado en 2020[23] examinó los resultados de 18 estudios independientes con más de 250 000 participantes, de los cuales 2269 padecían demencia. Los resultados destacan una relación significativa entre el sedentarismo y la demencia. Además, al profundizar en el análisis y segmentar la población por edad, sexo y educación, no se encontraron diferencias del efecto del sedentarismo asociadas a estos factores. Aunque nuestras vidas se desenvuelven en un entorno donde los trabajos son sedentarios, los desplazamientos son motorizados y el tiempo libre es limitado, comprender que la actividad física es un factor determinante puede motivarnos a encontrar las energías adicionales necesarias para fomentar un estilo de vida más activo.

3. Hábitos de vida saludables para la prevención del alzhéimer

La adopción de hábitos de vida saludable juega un papel fundamental en la prevención de enfermedades, y el impacto en las que atañen al cerebro no es una excepción. En el caso del alzhéimer y otras formas de demencia, los hábitos de vida saludables tienen un impacto directo en la mayoría de los factores de riesgo modificables de demencia[24]. Todos aquellos hábitos de vida que impacten en el control de los factores de riesgo cardiovascular también favorecerán la disminución del riesgo de demencia. Veamos a continuación algunos con potencial de impacto positivo en la salud cerebral.

Actividad física

La práctica regular de actividad física es crucial para la protección contra enfermedades no transmisibles, como las enfermedades cardiovasculares, diabetes tipo 2 y diversos tipos de cáncer. Además, como apunta la OMS[25], el ejercicio físico tiene un impacto positivo en la salud mental, contribuye a prevenir el deterioro cognitivo, a reducir los síntomas de depresión y ansiedad, al mantenimiento de un peso saludable y a la promoción del bienestar general. No obstante, la OMS advierte sobre la necesidad de una mayor inversión en investigaciones para proporcionar información específica sobre la cantidad óptima de actividad física, los beneficios de la actividad física de baja intensidad y la relación entre la actividad física, el sedentarismo y los resultados de salud a lo largo de la vida.

Según las últimas evidencias científicas, la actividad física puede reducir el riesgo de desarrollar demencias hasta en un 20 %[26]. Como se mencionó anteriormente, el sedentarismo se asocia con un mayor riesgo de demencia, especialmente en personas menores de 60 años. Sin embargo, el simple hecho de cambiar 30 minutos de esa actividad sedentaria por 30 minutos de actividad física reduce dicho riesgo entre un 7 % y un 18 %, dependiendo de la intensidad de la actividad. La intensidad de la actividad física se mide generalmente por la frecuencia cardíaca máxima y la frecuencia cardíaca de reserva, distinguiendo así actividad física leve, moderada o vigorosa. Los estudios demuestran que cuanto mayor es la intensidad de la actividad física, mayor es la reducción del riesgo de demencia. La intensidad de la actividad física que queramos realizar debe adaptarse a nuestras condiciones, limitaciones y forma física previa.

Una actividad con beneficios a distintos niveles y que abarca distintos niveles de intensidad es el baile, en el que hay estilos de actividad vigorosa como la salsa o el flamenco, y otros con intensidad moderada como el tango o el vals. La práctica del baile fortalece los músculos y huesos, otorga mayor amplitud a las articulaciones y mejora el equilibrio y la coordinación, todos ellos son aspectos cruciales en edades avanzadas ya que mejoran la capacidad funcional y evitan las caídas. Sus beneficios se extienden a la mejora de la presión arterial, la regulación de los niveles de glucosa (punto clave para la diabetes tipo 2 asociada a la edad) y la reducción de la inflamación, mejorando todos estos aspectos que ya hemos mencionado como factores de riesgo para desarrollar demencia. Además de los beneficios físicos, el baile favorece aspectos cognitivos, emocionales y sociales. Diversas investigaciones han demostrado que la práctica de baile aumenta el número de conexiones neuronales en áreas implicadas en la atención, la regulación emocional o la orientación espacial. El mecanismo subyacente es el aumento de la liberación de BDNF (factor neurotrófico derivado del cerebro, por sus siglas en inglés) que es una molécula que facilita el establecimiento de nuevas conexiones neuronales, lo que favorece una mayor reserva cognitiva[27]. La gestión emocional también mejora con el baile, especialmente al combinarse con la música, que ha demostrado mejorar la fluidez verbal, la memoria de trabajo y la espacial, reduce los niveles de estrés y ansiedad y mejora la calidad del sueño en personas adultas de 60 a 90 años[28]. Por último, los beneficios de la danza se extienden a la salud social, pues mejora la calidad de los vínculos, fomenta el compromiso con la actividad e incluso reduce la percepción del dolor cuando se logra una sincronización entre las personas que participan[29]. El baile es, pues, una actividad multicompetente que potencia el bienestar general y que, además, suele ser muy divertida.

Siguiendo las directrices actualizadas de la OMS, las personas mayores de 65 años deben acumular durante la semana un mínimo de entre 150 y 300 minutos de actividad física aeróbica de intensidad moderada (por ejemplo, andar a paso ligero o bailar, pudiendo mantener una conversación, aunque con dificultad), o un mínimo de entre 75 y 150 minutos de actividad física aeróbica de intensidad vigorosa (por ejemplo, correr o deportes de esfuerzo que no permiten mantener una conversación con facilidad), o bien una combinación equivalente de actividades de intensidad moderada y vigorosa, para obtener beneficios notables para la salud. Además, se recomienda incluir actividades de fortalecimiento muscular de intensidad moderada o vigorosa como sentadillas o levantamiento de peso, al menos dos veces a la semana, con el fin de fortalecer los grandes grupos musculares. Por último, se recomienda realizar actividades multicompetentes que mejoren el equilibrio y la fuerza, practicándolas con una intensidad moderada o más elevada tres o más días a la semana[30].

Actividad cognitiva

La participación en actividades estimulantes, como pasatiempos, voluntariados o el aprendizaje de nuevas tareas son actividades que pueden aportar beneficios en la reducción del riesgo de demencia y retrasar el declive cognitivo. Uno de los mecanismos subyacentes a estos beneficios es el aumento de la actividad cerebral, que lleva asociados procesos de crecimiento y reparación sináptica, también conocidos como neuroplasticidad. Estos beneficios están asociados a un aumento de la reserva cognitiva, la cual se reconoce como un parámetro dinámico que se puede modificar, manipular y mejorar incluso en edades avanzadas.

Los resultados de una revisión sistemática[31] en la que se compilaron 18 estudios científicos indican que el entrenamiento cognitivo puede tener grandes efectos positivos sobre la función cognitiva global y de subdominios como la memoria inmediata, la memoria a largo plazo o diferida y el lenguaje de pacientes con demencia leve-moderada. Además, se observó un efecto positivo más discreto en la fluidez del habla.

El mayor ensayo clínico aleatorizado conocido hasta la fecha sobre el efecto del entrenamiento cognitivo en adultos mayores sanos es el estudio ACTIVE[32], que fue llevado a cabo en 6 centros estadounidenses e incluyó a cerca de 2800 personas mayores de 65 años. Estas personas realizaron diez sesiones grupales en un plazo de unas 6 semanas y, según el brazo de intervención al que fueron asignadas, se les instruyó en el uso de estrategias mnemotécnicas específicas, en el uso de estrategias de razonamiento, o recibieron un entrenamiento específico en velocidad de procesamiento. Algunas personas de cada brazo de intervención recibieron unas sesiones de refuerzo poco antes del año y de los 3 años de finalizar las sesiones de base (4 horas adicionales en cada ocasión de refuerzo). Los grupos de intervención fueron comparados entre sí y con un grupo control en el que no se llevó a cabo ninguna intervención. Se realizó una evaluación basal y posintervención y, como seguimiento, al cabo de uno, dos, tres, cinco y 10 años. Es un estudio metodológicamente muy bueno y con una muestra suficientemente grande como para derivar conclusiones fiables, habiendo sido objeto de la publicación de más de 50 artículos científicos revisados por personas expertas en ese campo de la investigación (*peer-reviewed*). En el estudio de seguimiento a los 10 años[33] se sostiene que quienes participaron en cualquiera de los brazos de intervención (y no del control), referían menor declive en la realización de actividades instrumentales en su vida cotidiana. Además, quienes habían recibido entrenamiento en habilidades de razonamiento y en velocidad de procesamiento en el momento de la intervención del estudio (pero no las personas que fueron entrenadas en memoria) mostraron mejor rendimiento cognitivo específico en las habilidades entrenadas.

Otro estudio de cohorte reciente[34] llevado a cabo con más de 10 000 personas del entorno comunitario mayores de 70 años ha podido mostrar cómo la participación en actividades de tipo cultural y en actividades que estimulan la cognición, en general, se asoció con una menor incidencia de demencia, concretamente, con una disminución del riesgo de entre el 9 y el 11 %. Estas asociaciones se mantuvieron después de tener en cuenta la educación y el estatus socioeconómico, que se sabe que están asociados con la función cognitiva y el estilo de vida. Entre las actividades de tipo cultural se incluyó la asistencia a clases o cursos formativos, uso de ordenadores, o actividades de escritura. El otro grupo de actividades tenidas en cuenta fueron las consideradas, genéricamente, actividades mental o cognitivamente estimulantes, como hacer pasatiempos, puzles, jugar a juegos de mesa o ajedrez. Una probable explicación subyacente a estos resultados, según el equipo de investigación, está en que tales actividades pueden incrementar la resiliencia cerebral a patologías cerebrales mediante el crecimiento neuronal, mayor actividad sináptica (de conexión entre neuronas) y la promoción de una mayor eficiencia de uso de las redes cerebrales.

Aunque la evidencia científica apunta a que la estimulación y el entrenamiento cognitivo puede contribuir a la disminución del riesgo de demencia, se necesitan más estudios con un diseño y una metodología cuidadosa que detallen en profundidad el tipo de entrenamiento o actividad, la duración, y la frecuencia óptima. Sin embargo, las evidencias empiezan a ser lo suficientemente consistentes como para aconsejar mantener nuestro cerebro cognitivamente activo, exponiéndolo a nuevos aprendizajes y retos, como aportación a la reducción del riesgo de demencia.

Actividad social

Algunos estudios observacionales a largo plazo han demostrado que el riesgo relativo de padecer demencia debido al aislamiento social es equivalente al riesgo asociado a la hipertensión y a la inactividad física. Mantener vínculos sanos, comprometerse con otras personas o actividades y contar con una red de apoyo sólida pueden ser factores protectores contra la demencia. Sin embargo, se sabe que tanto el envejecimiento como el deterioro cognitivo afectan negativamente a nuestros vínculos sociales, de ahí su importancia de tenerlos en cuenta y fomentarlos activamente.

Aunque los mecanismos mediante los cuales el contacto social protege del deterioro cognitivo no se conocen exactamente, se barajan varias hipótesis. En primer lugar, se sugiere que el contacto social aumenta la reserva cognitiva, ya que la actividad mental, el aprendizaje y la interacción social activan la plasticidad cerebral y la formación de nuevas neuronas (neurogénesis). Además, las actividades sociales reducen la probabilidad de padecer enfermedades cardiovasculares, aterosclerosis, hipertensión, niveles más altos de inflamación, deterioro de la función inmunológica y limitaciones de movilidad. Por ello, la segunda hipótesis apunta hacia estos efectos como causas protectoras ya que, como se ha comentado anteriormente, la salud cardiovascular y la inflamación influyen directamente en la salud cerebral. Por último, se sugiere que la interacción social disminuye los niveles de estrés y favorece los estados emocionales positivos lo que, a su vez, tiene un impacto en el funcionamiento del sistema inmune cerebral y en la capacidad de aprendizaje y retención de memorias. Estas hipótesis se ven respaldadas en una interesante y muy reciente revisión[35] sobre esta materia en la que se apunta también que la participación social se vincula a menudo con otros factores propios de un estilo de vida saludable. De hecho, comer en compañía, realizar actividad física con otras personas o asistir a eventos culturales con alguien, por ejemplo, integrará en una misma acción los beneficios del hábito saludable en cuestión y los de la socialización. No obstante, la participación social, según sugieren los resultados de esta revisión, no ha retornado totalmente a los niveles prepandemia. Las ventajas relativas que ha aportado la apertura a formas de comunicación telemática no deberían sustituir, en ningún caso, a las que aportan las relaciones personales presenciales. No en vano hay evidencias científicas que sustentan una tendencia a un empeoramiento más acusado en personas con deterioro cognitivo o demencia a raíz del período de confinamiento[36].

El conocimiento acerca de las implicaciones de la soledad y la baja interacción social en el riesgo de demencia es aún superficial en comparación con otros riesgos reconocidos, en parte, por las limitaciones inherentes a las investigaciones de tipo observacional, pero la relación es consistente y biológicamente plausible, con diferentes posibles vías subyacentes a tal relación. Es fundamental seguir indagando, no solo por el sufrimiento que generan las situaciones de soledad no deseada, sino también para la orientación de políticas de prevención de la demencia.

Nutrición

En los últimos años, la nutrición está tomando un papel crucial como herramienta de bienestar. Los ácidos grasos omega-3, especialmente el DHA (ácido docosahexaenoico), han sido ampliamente estudiados y asociados con la salud cardiovascular y cerebral. La importancia del DHA radica en que se ha demostrado que las personas con alzhéimer tienen niveles más bajos de este ácido graso que las personas sanas. Además, el uso de DHA como complemento en la dieta reduce la acumulación de beta amiloide, disminuye la neuroinflamación y favorece la circulación sanguínea. Sin embargo, los estudios siguen profundizando en los posibles mecanismos y efectos beneficiosos ya que los resultados hasta el momento no han sido tan positivos.

En la línea de los ácidos grasos, también aparecen los frutos secos como protagonistas, ya que contienen componentes potencialmente neuroprotectores como ácidos grasos monoinsaturados y poliinsaturados, fibra, vitaminas del grupo B, algunos minerales y bioactivos como los polifenoles[37]. El consumo de frutos secos se asocia a una mejora de la función cardiovascular y a un menor riesgo de deterioro cognitivo. Este tipo de grasas poliinsaturadas no pueden ser sintetizadas por el cuerpo, por lo que el consumo de pescados azules, semillas y frutos secos es fundamental. Las recomendaciones generales incluyen el consumo de pescados azules, preferiblemente aquellos con bajo-medio contenido de mercurio como la anchoa, el salmón, las sardinas o la caballa, junto con una ingesta diaria de alimentos ricos en vitaminas del grupo B, especialmente la B6 (piridoxina), B9 (ácido fólico) y B12 (cobalamina). Las vitaminas B6 y B9 se encuentran en pescados, espinacas, hígado, garbanzos, frutos secos, soja y verduras crucíferas (brócoli, coliflor, repollo, coles de Bruselas, etc.). Por otra parte, la vitamina B12 está presente en alimentos de origen animal: carnes, aves, pescado, marisco, huevo y productos lácteos y en algunos alimentos veganos suplementados.

Los alimentos antioxidantes y/o antiinflamatorios son muy interesantes, como es el caso de la vitamina C y E. Estas vitaminas ayudan a prevenir los daños celulares causados por radicales libres derivados del oxígeno, productos de procesos inflamatorios y muerte celular. La vitamina C se encuentra en cítricos, kiwis o pimiento rojo y la vitamina E o tocoferol, está en semillas, frutos secos o aceitunas. Los flavonoides, presentes en frutas, legumbres, verduras y especialmente en el té verde, también tienen efectos antioxidantes y antiinflamatorios.

A estos alimentos saludables hay que añadir un consumo suficiente de agua, para permitir una buena hidratación y evitar los refrescos, zumos y bebidas alcohólicas. Idealmente, las recomendaciones deberían venir por parte de una persona especialista en nutrición para adaptarse a las necesidades de cada persona y potenciar los efectos beneficiosos de la dieta.

Sueño

Según un estudio del BBRC[38], el centro de investigación de la Fundación Pasqual Maragall, la mala calidad del sueño podría ser un factor de riesgo para desarrollar alzhéimer o incluso podría ser un síntoma inicial de la enfermedad. Los resultados revelaron que las personas con insomnio presentan alteraciones anatómicas similares a las observadas en la patología de alzhéimer, incluyendo una reducción de la materia gris (de los cuerpos neuronales) en zonas corticales y subcorticales. Además, las personas con mala calidad del sueño obtuvieron una puntuación menor en las pruebas de evaluación de la función cognitiva ejecutiva, que se encarga de la toma de decisiones, de la resolución de conflictos, de la memoria de trabajo y de la planificación de eventos. Esto no significa que todas las personas con insomnio vayan a desarrollar la enfermedad, sino que la mala calidad de sueño puede ser un factor de riesgo más. Los mecanismos causales aún son desconocidos y también se plantea la hipótesis de que sea la misma enfermedad de alzhéimer la que provoque alteraciones en la calidad del sueño en fases muy tempranas antes de que se manifiesten síntomas cognitivos evidentes, considerándolo así un posible síntoma de las primeras etapas de la enfermedad.

Gozar de un buen descanso nocturno depende de muchos factores, entre ellos la calidad y la cantidad del sueño. En general, se recomienda dormir entre 7 y 9 horas, pero el número de horas que se considera normal dormir varía en una misma persona a lo largo de la vida, desde 12 horas o más en los primeros años de vida hasta unas 7 o 9 en la etapa adulta, disminuyendo habitualmente en edades más avanzadas. Y, aun así, algunas personas pueden requerir menos horas para tener un sueño reparador, sin que sea perjudicial para su salud. Por otro lado, es importante la calidad del sueño. Por ejemplo, las personas con apneas del sueño (interrupción transitoria del flujo de aire durante la respiración mientras dormimos) tienen un sueño más fragmentado debido a la presencia de microdespertares durante el descanso y de día se sienten fatigadas y se quedan dormidas fácilmente.

Aunque existe una cierta predisposición familiar al insomnio, hay ciertos hábitos que pueden ayudarnos a disfrutar de un sueño de calidad. Entre ellos:

- Mantener unos horarios regulares.

- Hacer ejercicio físico regular durante el día, pero al menos 3 horas antes de la hora habitual de acostarse.

- Exponernos a luz solar durante las primeras horas del día.

- Asegurar un entorno adecuado para dormir (garantizar una suficiente oscuridad y mínimo ruido en la habitación, así como una temperatura confortable).

- Evitar teléfonos u otros dispositivos que puedan interrumpir nuestro sueño.

- Usar el dormitorio preferentemente para dormir (no para ver la televisión, trabajar u otras actividades no relacionadas con el descanso).

- Establecer rutinas de preparación para el descanso antes de acostarnos (evitar pantallas en la cama, actividades excitantes, ver o leer contenidos que nos puedan excitar o preocupar en exceso).

- Evitar cenas copiosas, picantes, alcohol o exceso de líquidos las horas antes de acostarse.

- Evitar consumo de estimulantes unas 5 horas antes de acostarse.

Si aun así tenemos problemas para conciliar o mantener el sueño, sueño no reparador o somnolencia excesiva durante el día, se recomienda consultar con una persona especializada en trastornos del sueño.

En resumen, la información presentada en este capítulo indica que modificando los factores de riesgo podemos prevenir o retrasar la aparición de hasta el 40 % de los casos de demencia. De entre ellos, los factores de riesgo modificables relacionados con hábitos de vida son la mejor y más potente herramienta. Socializar, evitar el consumo de alcohol, abandonar hábitos nocivos como el tabaquismo, llevar una vida activa física y cognitivamente, junto con una nutrición saludable y una buena higiene del sueño pueden significar un punto de inflexión en nuestra salud y en la manera de prevenir el desarrollo de demencia. Aunque estas medidas preventivas se implementen a nivel individual, su impacto es de alcance global, lo que destaca la importancia de contar con programas efectivos de educación, concienciación, apoyo e intervención. Cuanto antes se implementen los hábitos de vida saludables, mejor, como han demostrado diversos estudios como algunos de los referidos en este capítulo, nunca es demasiado tarde para su impacto en la disminución del riesgo de desarrollo de demencia.

6
El nuevo abordaje biológico y clínico del alzhéimer para su detección precoz y tratamiento

Marta del Campo Milan, Juan Domingo Gispert, Oriol Grau Rivera, Marc Suárez Calvet, Gonzalo Sánchez-Benavides, Karine Fauria y Nina Gramunt Fombuena

La investigación sobre los biomarcadores de la enfermedad de Alzheimer está progresando mucho. Históricamente, las alteraciones cerebrales que caracterizan la enfermedad de Alzheimer podían ser detectadas y estudiadas *post mortem* en cerebros de personas afectadas. Sin embargo, los grandes avances científicos nos han permitido desarrollar biomarcadores para estudiar los distintos cambios patológicos *in vivo*, mientras la enfermedad se va desarrollando. Por ejemplo, gracias a estos biomarcadores, ahora sabemos que los cambios patológicos empiezan a desarrollarse de forma lenta y silenciosa, mucho antes de que aparezcan los síntomas clínicos, y nos permiten diagnosticar esta enfermedad lo más precozmente posible.

La detección precoz de la enfermedad es fundamental, especialmente en el contexto de desarrollo de nuevos fármacos, puesto que es en las etapas incipientes cuando tienen su máximo potencial de beneficio. Cuanto antes ataquemos los procesos patológicos de la enfermedad de Alzheimer, antes podremos frenar el proceso neurodegenerativo, disminuyendo así las consecuencias clínicas del mismo. Tras cerca de dos décadas sin que se haya aprobado ningún fármaco que actúe específicamente sobre la cascada biológica del alzhéimer, estamos en un momento esperanzador. En la actualidad, son más de cien los que están siendo investigados y algunos ya han despuntado por sus resultados positivos, con aprobación de la agencia reguladora del medicamento de Estados Unidos y están siendo evaluados por la Agencia Europea del Medicamento. Todo indica que, en un futuro cercano, estarán disponibles los primeros tratamientos capaces de frenar la progresión de la enfermedad en nuestro entorno.

1. Biomarcadores: los correveidiles del cerebro

Hasta hace poco, el diagnóstico del alzhéimer se basaba exclusivamente en criterios clínicos, considerando que la enfermedad comenzaba con la aparición de síntomas. Aunque el diagnóstico médico actual se sigue basando en la presencia de síntomas, ahora sabemos, como se discutió en el capítulo anterior, que el alzhéimer tiene una fase previa silenciosa denominada fase preclínica: los daños cerebrales comienzan décadas antes de que se manifiesten los primeros síntomas.

Es en este contexto donde los biomarcadores tienen cada vez un papel más protagonista. Los biomarcadores son moléculas que pueden medirse en la sangre u otros fluidos y tejidos del cuerpo, u otros procesos o cambios, cuya presencia e intensidad se relacionan con el desarrollo de una enfermedad. La información que nos proporcionan puede llegar a ser definitiva para la prevención del alzhéimer, contribuyendo significativamente al objetivo de frenar o retrasar la evolución hacia la demencia en aquellas personas que todavía no presentan síntomas evidentes, pero cuyos cerebros ya están experimentando cambios patológicos.

No obstante, antes de que un biomarcador pueda usarse en la práctica clínica habitual, debe ser validado desde múltiples perspectivas tanto tecnológicas como clínicas. Para ello, se requieren múltiples y largos estudios con grandes grupos de personas para poder establecer, de manera fiable, si la presencia del biomarcador está indicando la existencia de una enfermedad o un proceso patológico.

Los biomarcadores para el alzhéimer se pueden dividir en dos grandes tipos: topográficos y fisiopatológicos. Mientras que los topográficos proporcionan información sobre la ubicación y distribución espacial de estos cambios en el cerebro, los fisiopatológicos se centran en los procesos biológicos que caracterizan la enfermedad. Ambos tipos de marcadores son fundamentales para una comprensión completa del alzhéimer y para el desarrollo de métodos más precisos de diagnóstico y seguimiento del curso de la enfermedad. El estudio de biomarcadores del alzhéimer se realiza esencialmente a partir del análisis de imágenes cerebrales o neuroimagen y del análisis de fluidos corporales, como el líquido cefalorraquídeo o, más recientemente, la sangre. Mientras que algunos biomarcadores de neuroimagen y de LCR ya se emplean en algunos casos en la práctica clínica, los biomarcadores en sangre constituyen una línea de investigación muy activa con aplicaciones prometedoras en un futuro próximo, tanto en el ámbito diagnóstico y de seguimiento médico como en la evaluación del efecto de nuevos fármacos. En este último aspecto, los biomarcadores sanguíneos pueden desempeñar un papel crucial en la selección de casos para ensayos clínicos y la evaluación de su eficacia biológica. Es indiscutible que el desarrollo de biomarcadores y el de nuevos tratamientos eficientes van de la mano.

Biomarcadores en neuroimagen

Las técnicas de neuroimagen son una herramienta muy importante para el diagnóstico y el seguimiento de la enfermedad de Alzheimer, como hemos mencionado en el capítulo 4, pero también son clave en la investigación para la detección de los cambios cerebrales en la fase preclínica, es decir, antes de que se manifiesten los primeros síntomas. Además, son determinantes para el desarrollo de los ensayos clínicos que prueban nuevos fármacos, puesto que se precisa saber qué personas son las más adecuadas para cada tratamiento lo antes posible, y los biomarcadores de neuroimagen contribuyen claramente a ello. También tienen un papel fundamental en el estudio del efecto de los tratamientos en el cerebro o de algunos de sus posibles efectos secundarios.

Estas técnicas permiten avanzar en la identificación de biomarcadores topográficos y fisiopatológicos, pudiéndose observar *in vivo* y en tiempo real los cambios patológicos en el cerebro, ya sea por alteraciones estructurales (como la atrofia o cambios de volumen de distintas áreas) o por la distribución espacial y la extensión de la acumulación anómala de las alteraciones neuropatológicas (placas de amiloide y ovillos neurofibrilares). En el contexto de investigación se emplean fundamentalmente dos: la tomografía por emisión de positrones (PET) y la resonancia magnética cerebral.

Mediante PET es posible detectar la presencia y localización en cerebro de las dos características patológicas de la enfermedad de Alzheimer, las placas de beta-amiloide y los ovillos neurofibrilares de proteína tau hiperfosforilada. A nivel diagnóstico, la PET de amiloide se utiliza para descartar un diagnóstico de alzhéimer en pacientes con deterioro cognitivo que no muestran placas. Además, la cuantificación de la carga de amiloide mediante PET proporciona información de utilidad clínica como adjunto a la interpretación visual de las imágenes, para mejorar el diagnóstico diferencial y proporcionar información pronóstica. Asimismo, la cuantificación de la PET de amiloide es una herramienta fundamental para el desarrollo de nuevos fármacos con el objetivo de eliminar las placas de amiloide. Actualmente, las medidas de reducción de amiloide por PET son el mejor predictor de respuesta clínica de estos nuevos fármacos. El PET de tau está menos desarrollado, pero permite determinar la presencia de la otra característica patológica del alzhéimer y facilita el diagnóstico diferencial con otras enfermedades neurodegenerativas. Sin embargo, la técnica PET más utilizada y con mayor experiencia para el diagnóstico diferencial de las demencias es la PET de FDG (fluorodesoxiglucosa), que nos permite evaluar déficits en el consumo cerebral de glucosa. En pacientes con enfermedad de Alzheimer, aparece un patrón de hipometabolismo (bajo nivel de consumo por baja actividad) característico en áreas parieto-occipitales del cerebro.

Si bien, la PET ofrece información molecular de gran valor diagnóstico y para investigación, las técnicas de imagen indicadas para la primera línea diagnóstica son las técnicas morfológicas, como la Tomografía Axial Computarizada (TAC) o la Resonancia Magnética Cerebral. Estas permiten determinar si la causa del cuadro clínico puede ser explicado por otro tipo de patología, como por ejemplo una hemorragia cerebral o la presencia de lesiones ocupantes de espacio. Además, estas técnicas permiten determinar el patrón regional cerebral de atrofia que, aunque no es suficiente para efectuar un diagnóstico por sí solo, está íntimamente relacionado con la sintomatología clínica.

Biomarcadores en fluidos

Líquido cefalorraquídeo

El líquido cefalorraquídeo, como hemos visto en el capítulo 4, es un fluido claro y acuoso que rodea y protege el cerebro y la médula espinal y desempeña un papel crucial en el equilibrio de nutrientes y la eliminación de desechos del sistema nervioso. Al estar en contacto directo con el tejido cerebral, sirve como un espejo que refleja los cambios fisiopatológicos que se producen en el cerebro *in vivo*. Para su estudio, se obtienen muestras mediante punción lumbar.

Diversos estudios científicos han identificado tres bio-marcadores principales en el LCR para el diagnóstico precoz de alzhéimer. El primero es el fragmento de la proteína beta-amiloide denominado A$\beta_{1\text{-}42}$, cuyos niveles reducidos en el LCR están asociados con la acumulación de placas amiloides en el cerebro, típicas del alzhéimer, como hemos visto en el capítulo 4. Además, la ratio o proporción A$\beta_{42/40}$ se ve reducida. Los otros dos son variantes de la proteína tau: la tau total y la tau fosforilada, ambas en concentraciones más altas en pacientes con alzhéimer, indicando pérdida neuronal y degeneración neurofibrilar. Actualmente, estos biomarcadores, por separado o en forma de ratios, se consideran la medida más precisa y reproducible para la detección del alzhéimer en biofluidos (líquidos de base acuosa con sustancias que se disuelven, esenciales para las funciones corporales).

Los biomarcadores en el LCR muestran una gran correlación con los resultados del PET de amiloide. Aunque la información proporcionada por ambas técnicas respecto a la acumulación de placas de amiloide es ligeramente diferente, las dos sirven de indicador fiable del desarrollo de esta patología. Cabe destacar que los niveles de estos biomarcadores pueden variar considerablemente cuando una muestra de un mismo individuo es analizada en distintos laboratorios debido a diferencias en el procesamiento y análisis de las muestras. Sin embargo, en los últimos años se ha avanzado sustancialmente en la disminución de esta variabilidad gracias al desarrollo consensuado internacionalmente de una serie de normas o recomendaciones para estandarizar los protocolos, así como muestras y valores de referencia que puedan ser empleados de manera global por diferentes laboratorios.

Además de estos biomarcadores establecidos, investigaciones recientes han identificado otros marcadores adicionales en el LCR que proporcionan información complementaria[1]. Entre ellos se encuentra la proteína de cadena ligera de neurofilamentos (NFL), cuyo aumento indica daño axonal y desmielinización; la proteína GFAP (proteína acídica fibrilar glial), la proteína YKL-40 y la fracción soluble del receptor TREM2 (sTREM2), implicados en procesos neuroinflamatorios, cuyos valores más elevados se relacionan con la activación de diferentes células de la glía (ver capítulo 4); o la neurogranina, otro biomarcador indicativo de degeneración sináptica, especialmente en la corteza cerebral e hipocampo, contribuyendo probablemente a la dificultad en la formación de memorias y el aprendizaje. Todos estos marcadores se encuentran elevados en personas con enfermedad de Alzheimer. Sin embargo, los procesos descritos se encuentran alterados también en otras causas de demencia y enfermedades neurodegenerativas, y por lo tanto no se alteran únicamente en el alzhéimer. Por ejemplo, en pacientes con demencia frontotemporal se observan incrementos más pronunciados en los niveles de NFL o YKL-40. Además, en los últimos años se han desarrollado biomarcadores que reflejan las patologías principales de otros tipos de demencia o enfermedades neurodegenerativas, como por ejemplo la α-sinucleína que caracteriza la demencia por cuerpos de Lewy o la enfermedad de Parkinson. En series de autopsias, se ha descrito la presencia de este tipo de patología en hasta un 60 % de pacientes con patología tipo Alzheimer[2]. De hecho, la coexistencia de diferentes patologías neurodegenerativas o daño vascular es frecuente en personas de edad avanzada, por lo que disponer de diferentes tipos de biomarcadores para diferentes enfermedades puede servir para hacer un diagnóstico más preciso y diseñar tratamientos más específicos y personalizados.

El descubrimiento y análisis de distintos tipos de biomarcadores en el LCR sigue avanzando, y se espera que proporcione herramientas cada vez más precisas y reproducibles para el diagnóstico y comprensión del alzhéimer y otras enfermedades neurodegenerativas.

Sangre

El análisis de biomarcadores en sangre es un procedimiento económico y poco invasivo con un gran potencial para ayudar al proceso diagnóstico de la patología de Alzheimer.

Los avances científicos van dando grandes frutos y ahora podemos medir en la sangre marcadores clave como la proteína tau fosforilada (p-tau), y el beta-amiloide (Aβ) de manera similar al LCR. Otros biomarcadores relevantes que también podemos detectar ahora en sangre incluyen la NFL, y la GFAP, referidas en el apartado anterior.

En un estudio reciente liderado por investigadores del BBRC y la Universidad de Gotemburgo[3] se realizó, por primera vez, una comparación exhaustiva entre un nuevo marcador desarrollado en el contexto de esta investigación (p-tau231) y otros cinco biomarcadores en sangre (p-tau181, p-tau217, Aβ$_{42/40}$, GFAP y NFL), previamente estudiados en la fase sintomática de la enfermedad de Alzheimer. Los resultados revelaron que p-tau231 y p-tau217 podían detectar de manera más temprana los primeros signos de acumulación de amiloide en el cerebro. Además, se demostró que niveles más altos de p-tau231 en sangre en la fase presintomática predicen una mayor acumulación de amiloide y pérdida cognitiva en los siguientes tres años. Aunque aún no es una realidad en la práctica clínica a fecha de hoy, este tipo de resultados acercan a la contribución de un análisis de sangre para el diagnóstico de la enfermedad de Alzheimer.

Hoy es ya indiscutible que los biomarcadores en sangre constituyen una herramienta muy útil para acelerar el desarrollo de nuevos tratamientos dirigidos a la enfermedad de Alzheimer. Gracias a ellos se podría reducir el tiempo de reclutamiento de participantes en ensayos clínicos sobre la etapa temprana de esta enfermedad, y aumentaría el nivel de participación de poblaciones más diversas. Además, las investigaciones actuales tratan de esclarecer cuándo y cómo podemos usar mejor estos biomarcadores a nivel asistencial. Puede que llegue el día en que podamos usar estos biomarcadores en sangre de forma tan rutinaria como un análisis de colesterol o glucosa.

En definitiva, son muchas las ventajas que aporta disponer de biomarcadores y de buenos predictores del riesgo de desarrollo de la enfermedad de Alzheimer. Para ello, los estudios de cohorte (de los que se hablará en mayor detalle en un apartado posterior) representan una baza de gran valor porque permiten el seguimiento de los participantes a lo largo de años y, así, analizar, relacionar y comprender, el porqué de distintas trayectorias evolutivas. Veamos un resumen de las principales aportaciones y utilidades de disponer de biomarcadores para la detección precoz y la prevención del alzhéimer:

- Permiten identificar cambios patológicos en el cerebro antes de que aparezcan síntomas clínicos evidentes del desarrollo de la enfermedad. Es justamente en estas fases en las que se cree que los tratamientos podrían tener mayor probabilidad de éxito.

- Tienen un gran valor para el diagnóstico diferencial. La combinación de varios biomarcadores podría ser muy útil para distinguir la enfermedad de Alzheimer de otras posibles causas de demencia en estadios sintomáticos, permitiendo precisar el diagnóstico y proporcionar a la persona afectada el tratamiento más adecuado.

- Pueden tener un valor pronóstico, aportando información acerca de la velocidad de progresión de la enfermedad, lo que facilita planificar el tratamiento y prever las necesidades futuras de atención.

- Contribuyen a optimizar la selección de participantes para ensayos clínicos de acuerdo con determinadas características neurobiológicas y momento evolutivo de las mismas, mejorando la probabilidad de éxito de los nuevos fármacos.

- Son un gran aliado para la monitorización de la eficacia de los tratamientos ya que contribuyen a evaluar la respuesta al fármaco.

- Pueden facilitar el impulso de estrategias preventivas. Poder identificar la fase preclínica del alzhéimer gracias a los biomarcadores puede allanar el camino para que se desarrollen programas y estrategias de prevención dirigidas a personas en riesgo antes de que se manifiesten los síntomas, contribuyendo así a la prevención de la demencia.

Biomarcadores digitales

Nos encontramos en un momento álgido de desarrollo de la tecnología y de herramientas de inteligencia artificial. Resulta impensable no aprovechar la oportunidad de usar la información que nos brindan estas herramientas, hasta el punto de considerarlas como posibles biomarcadores para la enfermedad de Alzheimer, especialmente para su detección temprana y seguimiento evolutivo. Los biomarcadores digitales se definen como datos que proporcionan información sobre el estado fisiológico y el comportamiento de una persona, utilizando las nuevas tecnologías digitales de la salud, como teléfonos móviles y relojes inteligentes[4].

Los biomarcadores digitales presentan varias ventajas con respecto a las pruebas cognitivas tradicionales. Para comenzar, la recopilación de datos se realiza de manera no intrusiva en el entorno cotidiano, pudiendo evitar desplazamientos a centros sanitarios u hospitales para la realización de pruebas que pueden resultar intimidantes. Esto también permite una mayor frecuencia en la repetición de pruebas, proporcionando más información y un contexto cotidiano más relevante para los datos recabados. Además, monitorizar actividades diarias puede servir como indicador de la función cognitiva, crucial para detectar los declives tempranos. Estas tecnologías también permiten obtener datos de personas que no cumplen los requisitos para hacer las pruebas cognitivas tradicionales, como ocurre en fases avanzadas de demencia, con dificultades auditivas o de lectoescritura, además de minimizar ciertos sesgos socioeconómicos, como los relacionados con la baja escolaridad[5].

Existen dos tipos de biomarcadores digitales: pasivos y activos[6]. Los biomarcadores pasivos recopilan datos automáticamente, como el recuento de pasos, las variaciones en la frecuencia cardíaca, o los patrones de sueño, a través de dispositivos como móviles y relojes inteligentes. Los biomarcadores activos requieren de la intervención consciente del usuario para iniciar la recogida de datos, como grabar una conversación o enviar un mensaje de texto. Los repasamos a continuación con mayor detalle a partir de lo aportado por diferentes estudios[4,5,6,7].

Biomarcadores digitales pasivos

En este grupo, pues, se incluye la recopilación de una importante variedad de datos e informaciones gracias al uso de distintos dispositivos. Destacamos algunas de las variables o funciones que se pueden recoger o resultar de ello:

- **Análisis de la marcha.** La velocidad, variabilidad y la longitud de la zancada son parámetros que se pueden ver alterados en personas con deterioro cognitivo leve y en fases avanzadas de alzhéimer u otras enfermedades neurodegenerativas. Los dispositivos para recoger estos datos son los acelerómetros y giroscopios.

- **Actividad diaria y sedentarismo.** Las personas con alzhéimer tienen una actividad física diaria menor, reflejada en menor cantidad de pasos, tiempo de actividad reducida y mayor sedentarismo. Los cambios son especialmente notorios durante el día y son indicativos del nivel de independencia de la persona.

- **Movilidad espacial.** El uso de dispositivos GPS permite recolectar información sobre las distancias recorridas y la variabilidad de los espacios habitados. Pueden funcionar como un posible indicador de deterioro cognitivo leve.

- **Coordinación fina.** La rapidez con la que tecleamos un mensaje de texto en el móvil y el número de pausas y su duración mientras escribimos, puede discriminar de forma significativa entre personas sanas y personas con alteración cognitiva. Se asocia con las capacidades de coordinación motora fina y con la agilidad visual y motora.

- **Variabilidad de la frecuencia cardíaca.** Es un indicativo de la función del sistema nervioso autónomo, que controla el funcionamiento de órganos internos y glándulas. Este sistema suele verse afectado tempranamente por la enfermedad de alzhéimer y otras enfermedades neurodegenerativas, por lo que detectar sus cambios puede ayudar en el diagnóstico de deterioro cognitivo leve.

- **Movimientos oculares.** Pueden dar información sobre las capacidades atencionales en respuesta a estímulos visuales y la función de núcleos cerebrales profundos. Se miden tanto los movimientos oculares (nistagmos) como la dilatación y la contracción de la pupila.

- **Análisis del habla.** Muchas características del lenguaje son indicadoras de déficits cognitivos asociados al alzhéimer. Mediante la grabación de una conversación de la vida real en la que se registra la duración de períodos de conversación y silencios, la velocidad de reacción, la longitud del discurso ante una pregunta e irregularidades en el habla se puede llegar a discriminar entre personas sanas, con deterioro cognitivo leve y con demencia por alzhéimer con una tasa de acierto del 87 %.

Biomarcadores digitales activos

Dentro de este tipo de biomarcadores digitales, en los que se requiere que la persona interactúe activamente con un dispositivo digital, se incluyen, por ejemplo, las grabaciones de voz específicas. Como se ha indicado en el apartado anterior, los distintos aspectos del habla se pueden usar como indicadores de deterioro cognitivo. En este caso, nos referimos a cuando la grabación es activa y se diseña una tarea específica para recoger estos datos. Existen diversas tecnologías que, mediante aplicaciones de teléfono inteligente o tableta, o bien vía interacción con bots telefónicos, son capaces de transcribir las respuestas a preguntas específicas y analizar los patrones lingüísticos y paralingüísticos para compararlos con bases de datos de pacientes y estimar el grado de deterioro cognitivo o incluso estimar el riesgo de padecerlo. El centro de investigación BBRC de la Fundación Pasqual Maragall, participa actualmente en varios estudios internacionales que tienen el objetivo de desarrollar y validar estas tecnologías para detectar personas con riesgo de deterioro cognitivo[8].

Por otro lado, hemos de mencionar la creciente existencia de plataformas que ofrecen test cognitivos online mediante el uso del móvil, tableta, ordenadores o plataformas de realidad virtual. Sin embargo, muchas de ellas no cuentan con una supervisión experta y/o no están validadas científicamente, por lo que es importante asesorarse con una persona profesional antes de confiar la evaluación de nuestras capacidades cognitivas a un test, a veces bajo la apariencia de juego, que podemos encontrar fácilmente en Internet.

En un contexto profesional y de investigación, contamos ya con estudios que apuntan a que las pruebas cognitivas digitales tienen un mayor potencial discriminatorio de personas con alteraciones cerebrales patológicas propias del alzhéimer, respecto a otras convencionales de papel y bolígrafo. Por ejemplo, se han observado correlaciones significativas con la acumulación cerebral de proteína tau, o que las curvas de aprendizaje en esas pruebas son peores en aquellas personas con presencia de amiloide beta en sus cerebros, indicando una buena relación entre el déficit cognitivo sutil temprano y marcadores patológicos[9]. Las validaciones de este tipo de prueba se encuentran actualmente en una fase muy activa de investigación y desarrollo.

Además, su facilidad de uso y accesibilidad permiten evaluar la actividad cognitiva de manera repetida y frecuente. Esto es crucial, ya que las capacidades cognitivas varían a lo largo del día y están moduladas por factores como el entorno, el sueño, el estrés o el estado emocional. Por lo tanto, realizar múltiples mediciones en diferentes momentos ofrece una visión más precisa y útil sobre el deterioro cognitivo y el declive de ciertas funciones de la memoria.

Sin embargo, la gestión y privacidad de estos datos generan preocupaciones importantes. ¿Qué ocurre cuando se detecta un indicio de deterioro cognitivo? ¿Cómo y cuándo se comunica el hallazgo a la persona afectada? Estas preguntas plantean consideraciones éticas y legales, relacionadas con aspectos como la privacidad. En cualquier caso, las personas participantes deben ser informadas de antemano sobre estos aspectos. Además, es necesario establecer políticas de privacidad y protección de datos robustas para evitar el uso indebido de la información. En la Unión

Europea (UE), la Regulación General de Protección de Datos (RGPD) proporciona un marco para estas cuestiones, incluyendo la colaboración en estudios científicos dentro y fuera de la UE.

Ante una señal de posible deterioro cognitivo, las opciones de reacción incluyen notificar a la persona para que busque evaluación especializada y supervisada o enviar los datos a un equipo especialista para seguimiento y valoración de la necesidad y la forma de comunicación de resultados a la persona afectada, facilitando la toma decisiones informadas sobre tratamientos disponibles cuando así sea recomendable.

En resumen, a pesar de los grandes avances, aún queda mucho por estudiar en lo que respecta a los biomarcadores del alzhéimer. Se sabe que los niveles de estos biomarcadores se alteran antes de la aparición de síntomas, pero no todas las personas con alteraciones desarrollan la enfermedad. Por ejemplo, un 20 % de la población de 60 años y un 30 % de la de 80 años tendrían amiloidosis cerebral (acumulación de la proteína beta-amiloide en el cerebro, característica del alzhéimer), pero una buena parte de ellas no llegaría a desarrollar síntomas de demencia. Todavía no conocemos las razones de ello. Los distintos biomarcadores se utilizan en combinación para obtener una imagen más completa del estado del cerebro en el alzhéimer. La investigación es muy activa en este campo y se están explorando nuevos biomarcadores que permitan una mayor precisión diagnóstica lo antes posible, un seguimiento más detallado de la progresión de la enfermedad a nivel individual y poder personalizar los tratamientos.

2. Predictores cognitivos de riesgo de demencia

Las capacidades cognitivas son aquellas que nos permiten desenvolvernos en nuestro día a día y su indemnidad es, por lo tanto, esencial para la autonomía funcional o, dicho de otra forma, para llevar a cabo nuestro desempeño cotidiano de forma independiente, desde la realización de actividades básicas, como ocuparnos de nuestra higiene o alimentación, a responsabilizarnos del control de nuestra salud o de nuestras finanzas, por ejemplo. Así pues, es sumamente importante poder detectar la disminución del rendimiento en estas capacidades, como puede ser la memoria o las llamadas funciones ejecutivas (aquellas que, entre otras cosas, permiten la planificación o el razonamiento lógico) lo antes posible como indicio de deterioro cognitivo. Vamos a ver a continuación cómo los cambios cognitivos pueden actuar a modo de biomarcador o predictor de la enfermedad de Alzheimer.

Las quejas cognitivas subjetivas

Las quejas subjetivas sobre el declive de la memoria o de otras capacidades cognitivas son una línea de investigación importante en la neuropsicología y en el estudio del envejecimiento cognitivo. Estas quejas pueden ser indicadores tempranos de un declive cognitivo relacionado con el alzhéimer u otras causas de demencia[10]. Sin embargo, esta asociación no siempre es consistente y varía según la población estudiada y otros factores que pueden contribuir a que la interpretación de estas quejas sea compleja.

La noción de subjetividad en este contexto se refiere a la situación en la que una persona percibe una disminución en su rendimiento cognitivo, pero no se encuentran anomalías en las pruebas psicométricas (test de capacidades cognitivas) que se realizan para estudiarlo. Esta situación en la que una persona experimenta una sensación de disminución en la memoria o en otras capacidades cognitivas sin que se evidencie un deterioro cognitivo objetivable, se conoce como declive cognitivo subjetivo, frecuentemente abreviado como SCD (por las siglas en inglés de *subjective cognitive decline*).

Hay diferentes variables que pueden influir en la percepción de cómo funciona nuestra memoria o nuestras capacidades cognitivas. De forma general, se incluyen factores relacionados con el estado de ánimo, el estrés, algunos tratamientos farmacológicos, una enfermedad transitoria... Por eso, la interpretación de esas quejas subjetivas debe realizarse con precaución y como parte de un enfoque más amplio de evaluación de la función cognitiva.

No hay que subestimar las quejas subjetivas respecto a cómo funciona la propia memoria, la atención u otras capacidades mentales, pero, para la realización de un diagnóstico clínico de deterioro cognitivo, se precisa la evidencia objetiva de un déficit en pruebas neuropsicológicas. Aun así, el declive cognitivo subjetivo podría ser indicativo de un futuro deterioro cognitivo, contribuyendo al diagnóstico precoz del alzhéimer. Algunas investigaciones apuntan ya a diferentes perfiles de quejas cognitivas subjetivas, unos con mayor potencial que otros para predecir la posible acumulación anómala de proteínas en el cerebro.

Recientemente, un estudio con más de 1600 personas ha mostrado que las quejas cognitivas subjetivas, junto con quejas de fallos en memoria, atención o concentración tienen una relación directa con la acumulación de beta amiloide en sus cerebros[11]. Estos datos son coherentes por los aportados en un estudio liderado por investigadores del BBRC[12] en el que la autoevaluación cognitiva de las personas que participaron mostró ser un buen predictor de la cantidad de amiloide acumulada en el cerebro independientemente de la edad y de la presencia de la isoforma APOE*ε4. Se demostró que la autopercepción del declive cognitivo aumenta la probabilidad de tener placas de Aβ cuantificadas por técnicas de PET y que, por tanto, esta información es muy valiosa para detectar inicios de alzhéimer en personas que, aunque cognitivamente no presenten síntomas, sí tienen riesgos de padecer la enfermedad. Curiosamente, se observó que, a largo plazo, la autopercepción en el declive de funciones ejecutivas (aquellas que gobiernan el razonamiento elaborado, la lógica o la capacidad de planificación, entre otras cosas) es predictiva de una mayor acumulación amiloide solo en el caso de las mujeres.

En síntesis, hoy en día, hay diversas investigaciones que respaldan la utilidad del declive cognitivo subjetivo como un posible marcador temprano de deterioro cognitivo, pero se necesita seguir investigando para comprender mejor la naturaleza de esta relación y cómo se puede aplicar en la práctica clínica.

Resultados en pruebas cognitivas

En la actualidad, se cuestiona la idea de que la disfunción cognitiva sea un fenómeno tardío de la progresión de la enfermedad de Alzheimer y que su presencia deba ser evidente para poder hacer el diagnóstico. Disponemos de recientes hallazgos científicos que indican que, en la etapa preclínica de la enfermedad, en algunas pruebas cognitivas se puede detectar un inicio sutil del declive cognitivo, aunque este no afecte al desempeño del día a día de la persona, en presencia o no de quejas subjetivas.

Hay dos aspectos clave para detectar estas señales cognitivas: por un lado, el tipo de datos normativos de referencia con los que se interpretan las pruebas y por otro, la especificidad y exigencia de las propias pruebas cognitivas. Veamos con un poco más de detalle a qué nos referimos.

- Datos normativos de referencia. Para determinar de forma objetiva una alteración cognitiva, los resultados obtenidos por una persona en una evaluación neuropsicológica se comparan con los que son esperables en la población sin alteración cognitiva, considerando variables sociodemográficas que pueden influir como la edad, escolaridad o el sexo. Los datos normativos de los que hemos dispuesto hasta ahora son de personas de las que se desconoce si en su cerebro ya había cambios relacionados con alguna enfermedad neurodegenerativa como el alzhéimer. Esto es lógico, ya que la capacidad de poderlos detectar es, como hemos visto, algo muy reciente y su investigación está en pleno apogeo. Por lo tanto, estos datos normativos pueden no ser sensibles a déficits sutiles en la fase preclínica de alzhéimer.
Por eso, una de las inquietudes actuales en el campo de investigación de la neuropsicología para la detección precoz del alzhéimer es obtener datos normativos de referencia de personas en las que se pueda garantizar la ausencia de alteraciones patológicas cerebrales mediante el uso de biomarcadores. De esta manera se podrían detectar déficits cognitivos sutiles

ocasionados por dichas alteraciones en la fase preclínica. En este sentido, publicaciones recientes[13,14] en el contexto del estudio Alfa de la Fundación Pasqual Maragall han aportado datos de referencia en personas con evidencia de biomarcadores de alzhéimer normales.

- Especificidad y exigencia de las pruebas cognitivas. Las pruebas neuropsicológicas tradicionales no fueron diseñadas para detectar déficits cognitivos sutiles, entre otras cosas, porque en el contexto del alzhéimer se daba por sentado que la alteración cognitiva evidente era imprescindible para determinar el diagnóstico clínico de la enfermedad. Ahora ya estamos viendo que no tiene por qué ser así y, por eso, es necesario el desarrollo de pruebas cognitivas más específicas y exigentes para detectar cambios cognitivos sutiles que podrían relacionarse con cambios neuropatológicos.

Un ejemplo lo tenemos en un estudio realizado en el marco del proyecto EPAD (por sus siglas en inglés para European Prevention of Alzheimer's Dementia), en el que participó el centro de investigación BBRC. En él se diseñó una batería de pruebas cognitivas pensada específicamente para detectar cambios cognitivos sutiles en personas sin signos clínicos de enfermedad de Alzheimer, pero sí con riesgo de padecerla. Los resultados mostraron asociaciones significativas entre una tarea de memoria verbal y biomarcadores cerebrales de tau, y entre una tarea de funciones ejecutivas y la presencia de beta-amiloide, sugiriendo que p-tau podría ser un correlato más relevante que Aβ para estas señales cognitivas[15].

La exigencia de las pruebas cognitivas se torna especialmente relevante en la evaluación de personas con alta reserva cognitiva, quienes suelen presentar un alto rendimiento, a menudo no detectable en muchas de las pruebas neuropsicológicas. A su vez, ello es reflejo de los beneficios de la educación formal y de la actividad cognitiva a lo largo de la vida. Son actividades que incrementan nuestra reserva cognitiva y se asocian con un menor declive cognitivo, mejorando también el metabolismo cerebral y el número de conexiones neuronales.

3. Los estudios de cohorte en la investigación

Los estudios de cohorte son fundamentales para el avance de la investigación de la prevención del alzhéimer. Consisten en la observación de un grupo específico de personas, con características comunes, durante un período de tiempo que abarca varios años, habitualmente incluso décadas. Son estudios esenciales, ya que permiten explorar las causas y la evolución natural de la enfermedad en grupos de personas bien caracterizados.

A nivel nacional, contamos con el estudio Alfa (de *Alzheimer y familias*)[16], llevado a cabo por la Fundación Pasqual Maragall y su centro de investigación, el BBRC. Comenzó en el año 2012 y se enfoca en identificar las características tempranas del alzhéimer y de su detección precoz, con el fin de poder desarrollar estrategias de prevención. Incluye 2743 participantes que, en el momento de inclusión en el estudio, tenían una edad comprendida entre 45 y 74 años y no presentaban alteraciones cognitivas. La mayoría son descendientes de algún progenitor con alzhéimer, por lo que la cohorte aporta información muy valiosa en cuanto a la influencia de los factores genéticos, ya que cuenta con una proporción elevada de personas portadoras del polimorfismo APOE*ε4, uno de los factores de riesgo genético del que hemos hablado en el capítulo 5.

Al inicio del estudio, los participantes proporcionaron muestras de sangre, datos médicos, realizaron pruebas cognitivas y otras evaluaciones como medidas de presión arterial o cuestionarios de hábitos de vida. Con estos datos preliminares, los participantes se dividieron en subgrupos de estudio en los que se hacían diferentes pruebas como PET, RM, punción lumbar para el análisis del LCR, etc. En concreto, se cuenta con un subgrupo de 450 personas que conforman el estudio llamado Alfa+ en el que se hace un seguimiento exhaustivo cada tres años utilizando diversas pruebas de tecnología avanzada para profundizar en el conocimiento de la evolución del envejecimiento cerebral y la eventual aparición del alzhéimer.

Actualmente se están llevando a cabo en España otros estudios de cohorte que se suman al avance en la investigación para la detección precoz y la prevención del alzhéimer. El proyecto Vallecas del Centro Alzheimer Fundación Reina Sofía, iniciado en 2012, sigue a más de 1200 voluntarios sanos con el objetivo de determinar un algoritmo probabilístico para la identificación de personas con riesgo de alzhéimer. Otro estudio similar iniciado en el 2014, centrado en este caso en personas con quejas subjetivas de memoria, es el Fundació ACE Healthy Brain Initiative (FACEHBI), un estudio observacional longitudinal en el que se realizan estudios cognitivos, de biomarcadores y neuroimagen anuales a 200 personas mayores de 50 años. Otros estudios activos, como el proyecto Gipuzkoa Alzheimer (PGA) de la Fundación CITA-alzhéimer, la Cohorte-SPIN del Hospital de la Santa Creu i Sant Pau, ambos iniciados en 2011, o el estudio BIODEGMAR del Hospital del Mar, iniciado en 2017, incluyen en sus muestras no únicamente personas cognitivamente sanas, sino también personas con distintos grados de deterioro cognitivo y/o enfermedades neurodegenerativas diversas, con el fin de disponer de datos biológicos, genéticos y cognitivos de todo el espectro patológico de estas enfermedades.

Existen otros estudios de cohorte a nivel internacional, como los que mencionamos a continuación. El Wisconsin Registry for Alzheimer's Prevention Program (WRAP), que se inició en 2001 en Wisconsin (Estados Unidos), cuenta con más de 2000 personas de entre 45 y 60 años cognitivamente sanas o con deterioro cognitivo leve y que, en su mayoría, son descendientes de algún progenitor con enfermedad de Alzheimer. El Adult Children Study (ADCS), que se lleva a cabo en St. Louis (Missouri, Estados Unidos) comenzó en 2005 con la participación de más de 100 personas cognitivamente sanas mayores de 40 años con el fin de detectar signos tempranos de la enfermedad. Por otro lado, está el estudio PREVENT Dementia que comenzó en 2014 y está liderado desde la Universidad de Edimburgo (Escocia, Reino Unido), cuenta con 700 participantes con edades de entre 40 y 59 años y su objetivo es detectar los cambios cerebrales que se producen en personas de mediana edad para poder predecir quién tiene mayor riesgo de desarrollar demencia.

Otro es el estudio BioFinder, puesto en marcha en Suecia en 2010 y cuyo objetivo es descubrir los mecanismos clave en la enfermedad de Alzheimer, de Parkinson y otras enfermedades neurodegenerativas. Cuenta con 1600 personas mayores de 60 años procedentes de distintas cohortes suecas. El estudio INSIGHT-preAD iniciado en 2013 cuenta con más de 400 participantes reclutados en París y se diseñó para observar y entender el curso natural de la enfermedad de Alzheimer en personas cognitivamente sanas de entre 70 y 85 años. El estudio Prevent-AD, que cuenta con una cohorte creada en Canadá en 2011 e incluyó a 440 participantes mayores de 55 años sin alteraciones cognitivas, hijos o hijas de personas con alzhéimer y el reclutamiento terminó en 2017. Por último, mencionamos el estudio australiano AIBL (Australian Imaging Biomarker and Lifestyle) que cuenta con una cohorte que empezó a crearse en 2006 y actualmente tiene más de 3000 personas altamente caracterizadas para el estudio de los cambios biológicos y clínicos en las fases tempranas o preclínicas de la enfermedad de Alzheimer y la orientación al diseño de nuevos tratamientos modificadores y preventivos.

Los estudios de cohorte, en definitiva, son clave para poder observar la evolución del envejecimiento cerebral y poder detectar indicadores que permitan el diagnóstico precoz del alzhéimer o de otras enfermedades neurodegenerativas. Sin embargo, llevarlos a cabo supone un coste elevado, dado que requieren de la realización de múltiples pruebas a un gran número de personas durante largos períodos de tiempo. Además, uno de los desafíos más importantes es mantener la participación constante de las personas en el estudio para garantizar su éxito. Para todo ello, es fundamental la implicación de diferentes agentes, como la financiación pública y la participación de la sociedad en los programas científicos.

4. Ensayos clínicos de prevención y tratamiento

En las últimas décadas, se han desarrollado numerosos fármacos dirigidos a distintas dianas relacionadas con los cambios cerebrales característicos del alzhéimer, enfocándose principalmente en reducir la acumulación de la proteína amiloide y frenar la degeneración neuronal. Ya hace años que algunos medicamentos experimentales demostraron capacidad para disolver el amiloide, pero esto no se tradujo en una mejora significativa de los síntomas de la enfermedad. Una posible explicación es que los medicamentos se estaban ensayando en personas que ya presentaban un daño cerebral muy avanzado y que, por tanto, se estaba llegando demasiado tarde como para observar un efecto significativo. El conocimiento de la existencia de una fase preclínica de la enfermedad ha sido clave para el diseño de ensayos clínicos orientados a la prevención del desarrollo de los síntomas de la enfermedad de Alzheimer. En este contexto, estamos asistiendo a noticias esperanzadoras ante nuevos fármacos que, por primera vez, además de disolver el amiloide acumulado en el cerebro en fases muy tempranas de la enfermedad, consiguen una cierta ralentización de los síntomas, como veremos en el siguiente apartado.

Los ensayos clínicos de prevención se centran en atacar alguna de las causas principales de la enfermedad de Alzheimer antes de que aparezcan los síntomas o, en casos en los que haya mutaciones genéticas conocidas, retrasar o evitar su aparición. Los tratamientos preventivos que están recibiendo un amplio foco de atención son los anticuerpos monoclonales, diseñados para unirse a las proteínas de beta amiloide, impidiendo la formación de placas o bien facilitando su eliminación. Hablaremos en mayor detalle de estas nuevas formas más adelante.

Uno de los principales retos de los ensayos clínicos de tratamientos preventivos es que se dirigen a personas que no tienen síntomas o que estos sean sutiles o leves, pero que pertenecen a un grupo de riesgo, bien por mutaciones genéticas, bien por presencia de amiloide en el cerebro. Tales requisitos complican particularmente el reclutamiento de participantes para este tipo de estudios, apuntando, de nuevo, a la imperiosa necesidad de progresar en la detección precoz de los cambios cerebrales para lo que el desarrollo de biomarcadores es clave. Otro reto que considerar son las cuestiones bioéticas relacionadas con la detección en fases asintomáticas y los riesgos e implicaciones asociadas al tratamiento

Además de los tratamientos centrados en la proteína beta amiloide, como veremos en mayor detalle en el apartado 6 de este mismo capítulo, los ensayos clínicos actuales exploran otras dianas terapéuticas, como el control o la eliminación de proteína tau y tau fosforilada, pero también la activación de receptores de neurotransmisores, la preservación de la función sináptica y el control de la neuroinflamación.

El diseño y desarrollo de ensayos clínicos es un proceso muy complejo y con altos costes. Para hacernos una idea, vamos a hablar brevemente de sus tipos y fases.

Según los objetivos que persiguen, hay diversos tipos de ensayos clínicos:

- **Ensayos preventivos.** Prueban nuevos métodos para disminuir el riesgo de desarrollar una enfermedad. Esto implica que en ellos participan personas sanas que pueden estar en riesgo o no de desarrollar la enfermedad.

- **Ensayos de diagnóstico.** Se centran en identificar nuevas pruebas o procedimientos para el diagnóstico de una enfermedad.

- **Ensayos de detección.** Prueban métodos de diagnóstico precoz de una enfermedad.

- **Ensayos de tratamiento.** Investigan nuevas terapias, ya sean medicamentos, procedimientos o técnicas quirúrgicas, para tratar una enfermedad.

- **Ensayos de calidad de vida.** Estudian tratamientos o procedimientos para mejorar la calidad de vida de las personas con enfermedades crónicas.

Antes de iniciar un ensayo clínico con humanos, es necesario realizar unas primeras pruebas biológicas y de toxicidad mediante estudios *in vitro* (realizados en el laboratorio) y estudios *in vivo* (con animales). Esta fase de experimentación previa se denomina fase preclínica. A su vez, los ensayos clínicos con humanos se clasifican en cuatro fases y, en cada una de ellas, el ensayo debe dar respuesta a diferentes preguntas sobre su seguridad y su eficacia. Estas son: si el tratamiento funciona, si tiene efectos secundarios, si sus beneficios son mayores que sus riesgos y qué personas tienen mayor probabilidad de beneficiarse.

Si los resultados del ensayo en una fase son satisfactorios, se diseñará un nuevo ensayo para dar respuesta a las preguntas de la siguiente fase.

- **Ensayo clínico de fase I.** En esta fase se comprueba en primer lugar si el fármaco es seguro y se suele decidir la forma óptima de administrar el nuevo fármaco. Para ello se evalúan los efectos secundarios, la tolerancia, la mejor forma de administración de la medicación y se determinan las dosis seguras, así como otros aspectos de la acción del fármaco en el cuerpo humano. Normalmente en esta primera fase se implica a muy pocos participantes, entre 2 y 80 personas aproximadamente.

- **Ensayo clínico de fase II.** En esta fase se analiza si el fármaco funciona. Es decir, además de evaluar la seguridad, también se determina su eficacia. Por ejemplo, si es para tratar una enfermedad, se prueba en un número limitado de personas que la padecen. En esta fase del ensayo suelen participar de 100 a 300 personas y su duración es algo más larga que la anterior.

- **Ensayo clínico de fase III.** En esta fase se verifican aspectos de seguridad y de eficacia del fármaco y, si se da el caso, se compara con otros tratamientos utilizados. En esta fase, el fármaco se prueba en un número más elevado de participantes, que puede ir desde 300 hasta más de 3000. Si los resultados obtenidos en esta fase son suficientes y positivos, las agencias reguladoras de medicamentos pueden conceder la autorización y comercialización del fármaco con indicaciones específicas.

- **Ensayo clínico de fase IV.** A menudo son referidos como estudios de seguimiento, ya que examinan los efectos a largo plazo una vez el fármaco se ha comercializado. Este tipo de estudios sirven para monitorizar la efectividad de la intervención, recoger información sobre posibles efectos adversos asociados con su uso generalizado o si ofrece beneficios adicionales.

No existe una duración predeterminada desde que un fármaco se prueba por primera vez en sujetos en los estudios de fase I, hasta que completa con éxito la fase III y es aprobado para su comercialización por el organismo competente, que en el caso de Europa es la Agencia Europea del Medicamento (EMA, por sus siglas en inglés). No obstante, suele ser un proceso largo, de entre 10 y 15 años, en el que intervienen factores como la enfermedad investigada, el tipo y duración del tratamiento y el número de participantes involucrados.

Actualmente, hay 187 ensayos clínicos en los que se estudian un total de 141 fármacos para prevenir o tratar el alzhéimer. De estos ensayos clínicos, 55 son de fase I, 99 de fase II y 33 de fase III. Para poder llevar a cabo estos 187 ensayos se precisan 57 465 participantes: 41 864 para los ensayos de fase III, 13 829 para los de fase II y 1772 para los de fase I, además de más de 4000 para ensayos en fase IV o en fases aún no determinadas, no contemplados en este cómputo global. El reclutamiento de participantes es un enorme reto y es una de las razones principales por las que hay un gran retraso en el desarrollo de nuevos tratamientos[17].

Además de este tipo de ensayos, se están llevando a cabo estudios con terapias no farmacológicas centradas en factores de riesgo modificables que, como hemos visto en el capítulo 5, son diversos y se puede actuar sobre ellos. Existen más de 130 estudios en los que se emplean intervenciones de entrenamiento cognitivo, control e higiene del sueño, danza y actividad física, entre otras, para aliviar los síntomas de la enfermedad[18]. Un ejemplo concreto es el de un ensayo clínico que contó con 296 participantes con deterioro cognitivo leve y demostró que un programa de ejercicio, tanto de baja como de moderada intensidad, mantenido durante 6 meses era capaz de prevenir la progresión y empeoramiento de ese declive inicial[19].

Precisamente poniendo en valor las intervenciones no farmacológicas, se puso en marcha la primera red interdisciplinaria mundial de ensayos clínicos con intervenciones basadas en hábitos de vida para reducir el riesgo de desarrollar deterioro cognitivo o demencia. Esta iniciativa, llamada Worldwide Fingers (WW-FINGERS), está dirigida por la doctora Miia Kivipelto, del Instituto Karolinska de Suecia, investigadora principal del ensayo clínico FINGER[20]. Este estudio se llevó a cabo en Finlandia con la participación de más de 2600 personas y permitió demostrar que intervenir durante dos años sobre factores relacionados con hábitos de vida saludable, como la dieta, el ejercicio, la actividad social y cognitiva, y el control de los factores de riesgo vasculares, tiene beneficios en la cognición de las personas mayores que presentan más riesgo de desarrollar demencia.

La iniciativa WW-FINGERS[21] se basa en compartir experiencias, homogeneizar procedimientos de recogida y análisis de datos, y planificar estudios conjuntos internacionales para reducir el riesgo o retrasar el inicio de los síntomas del alzhéimer y la demencia. Uno de los estudios incluidos en esta iniciativa, es el estudio PENSA, que se puso en marcha en diciembre del 2019 impulsado por el Barcelonaβeta Brain Research Center (BBRC) y el Instituto Hospital del Mar de Investigaciones Médicas (IMIM), en Barcelona. Se trata de un ensayo clínico en el que se estudia si es posible frenar el deterioro cognitivo en estadios previos a la aparición de la demencia en personas de entre 60 y 80 años que están experimentando un declive de la memoria o de otras capacidades cognitivas, a través de la promoción de hábitos de vida saludable y de la ingesta de un preparado basado en un componente del té verde (la epigalocatequina galato, EGCG). Los resultados preliminares muestran como una combinación de ejercicio físico, dieta saludable, estimulación cognitiva y social, efectivamente, mejoran el rendimiento cognitivo en personas que presentan quejas subjetivas de memoria.

5. Primeros tratamientos modificadores

El término *tratamientos modificadores de la enfermedad* (TME) se refiere a aquellos fármacos que, aunque no curan la enfermedad, logran disminuir los síntomas o ralentizan su evolución.

Entre estos fármacos, se encuentran los anticuerpos monoclonales, como lecanemab, que fue aprobado por la agencia reguladora del medicamento en Estados Unidos (Food and Drug Administration, FDA) en julio de 2023 y está siendo actualmente evaluado por la Agencia Europea del Medicamento. Este anticuerpo monoclonal actúa contra formas específicas de la proteína beta amiloide. Su mecanismo de acción es por imitación de nuestros anticuerpos o defensas naturales y se une de forma selectiva a protofibrillas de beta amiloide cerebral, dando la señal al sistema inmune para que éstas sean eliminadas. El ensayo clínico de fase III que se llevó a cabo duró 18 meses y participaron 1800 personas afectadas por deterioro cognitivo leve. Fue un estudio doble ciego, lo que significa que ni las personas participantes ni las investigadoras saben si están recibiendo el tratamiento o una sustancia inocua o placebo. Los resultados muestran que este fármaco es capaz de ralentizar un 27 % el deterioro cognitivo en comparación con quienes han recibido el placebo, ofreciendo un panorama optimista con respecto a este primer TME.

Hay otros TME en distintos momentos de investigación, aunque para la mayoría de ellos no se han obtenido los resultados esperados. Veamos algunos:

- **Donanemab.** Anticuerpo monoclonal que reconoce una forma de la proteína beta amiloide que se encuentra agregada en las placas de amiloide depositadas. Uno de los ensayos clínicos con este fármaco indica que el fármaco es capaz de enlentecer el curso de la enfermedad en pacientes con fases iniciales de Alzheimer, y ha sido aceptado por la FDA para seguir la «vía rápida», y poder acelerar su desarrollo y evaluación.

- **Gantenerumab.** Anticuerpo monoclonal que se administra por vía subcutánea, dirigido hacia formas agregadas de la proteína beta amiloide, incluyendo oligómeros, fibrillas y placas. Activa las células inmunes en el cerebro (microglía) para limpiar las placas de amiloide y prevenir futuras acumulaciones. Desafortunadamente, en noviembre de 2022 la compañía farmacéutica hizo públicos resultados negativos del ensayo en fase III por ser menores a los esperados.

- **Aducanumab.** Anticuerpo monoclonal que detecta y se une a los aminoácidos 3-7 de la proteína beta amiloide. Aprobado en Estados Unidos en 2021, generando una sonora polémica entre el ámbito clínico y de investigación, puesto que el panel científico encargado de evaluarlo concluyó que la evidencia sobre su eficacia no era suficiente. Fue posteriormente rechazado en Europa y retirado del mercado por la compañía.

- **Solanezumab.** Anticuerpo monoclonal dirigido al amiloide monomérico que impide las primeras fases de agregación y formación de placas. El estudio se llevó a cabo en personas con niveles elevados de amiloide cerebral y no desaceleró el deterioro cognitivo en comparación con el placebo, por lo que el fármaco no continuó con las siguientes fases de ensayo.

Gráfico 6.1 Representación de los objetivos diana de distintos anticuerpos monoclonales estudiados para el tratamiento del alzhéimer según su diana en el proceso de la formación de depósitos de amiloide

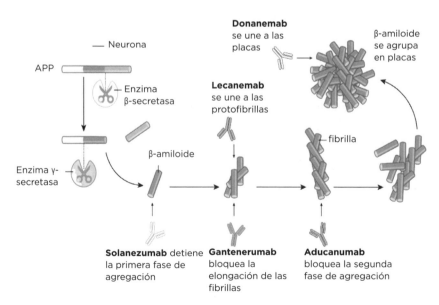

Fuente: Imagen adaptada de Abbot A. (2022), con crédito a Nick Spencer/ *Nature*[22].

En cualquier caso, los tratamientos con anticuerpos monoclonales, como hemos visto, no son la única vía de investigación. De hecho, cada vez se tiene mayor convencimiento de que el abordaje del alzhéimer tiene que ser multifacético, tanto desde una combinación de distintos fármacos dirigidos a distintas dianas del proceso neuropatológico de esta condición, como desde las intervenciones no farmacológicas, ya sea para la prevención del desarrollo de la enfermedad o para paliar sus efectos. En el último apartado de este capítulo nos adentraremos en la reflexión de los enfoques personalizados para el tratamiento de la enfermedad de Alzheimer.

6. Mecanismos fisiopatológicos en investigación para el tratamiento futuro

Como se ha comentado anteriormente, las investigaciones y los ensayos clínicos se han centrado principalmente en la proteína beta-amiloide, aunque como el alzhéimer es una enfermedad en la que participan o contribuyen distintos factores, el abanico de posibles dianas terapéuticas se ha abierto considerablemente más allá de esta proteína[23].

- **Receptores de neurotransmisores.** Son proteínas esenciales para la función cerebral, actuando como puntos de unión para los neurotransmisores, los mensajeros químicos del cerebro. Estos receptores desempeñan un papel crucial en la regulación de diversas funciones cerebrales, incluida la cognición. Además, hay un creciente interés en cómo inhibir la recaptación de neurotransmisores como el glutamato, la serotonina y la noradrenalina. El objetivo es permitir que estos mensajeros químicos permanezcan más tiempo en el espacio sináptico, intensificando su acción. Otra área de investigación propone la activación parcial del receptor D2 para la dopamina para que haya un aumento de su señalización. En todos los casos, el fin terapéutico es aliviar los síntomas cognitivos y conductuales de la enfermedad (ver capítulo 4). Por otro lado, se están llevando a cabo ensayos clínicos que exploran el bloqueo de los receptores de adenosina, por ejemplo, mediante el uso de cafeína. Este enfoque podría tener implicaciones en la mejora de la función cognitiva. De igual manera, la activación de los receptores de acetilcolina se investiga como una posible vía para potenciar la cognición.

- **Plasticidad sináptica.** Son tratamientos enfocados a preservar el número o la intensidad de las conexiones neuronales para mantener las funciones cognitivas. Entre las estrategias terapéuticas en desarrollo, se encuentra el uso de pequeñas moléculas que modulan la actividad de las vesículas sinápticas. Estas vesículas son estructuras celulares que transportan neurotransmisores y juegan un papel fundamental en la comunicación neuronal. Un ejemplo de estos moduladores son los conocidos como SV2A (por sus siglas en inglés, *synaptic vesicle glycoprotein 2A*), que tienen como objetivo aumentar la plasticidad sináptica, especialmente en áreas del cerebro como el hipocampo, que es crucial para la memoria y el aprendizaje. Los efectos buscados de estos tratamientos incluyen no solo el aumento de la plasticidad sináptica, sino también la promoción de la supervivencia neuronal y la mejora de la función cognitiva. Actualmente, estas terapias suponen un porcentaje elevado de los ensayos clínicos en fase III. Esto indica que su desarrollo está en una etapa avanzada y sugiere que podrían estar disponibles en el mercado en un futuro próximo.

- **Inflamación.** El objetivo de estos tratamientos en formato de moléculas pequeñas es regular los procesos neuroinflamatorios que se producen en el cerebro en respuesta a patógenos, al daño celular o a la acumulación de proteínas. Este es un mecanismo que se encuentra descontrolado en las personas con alzhéimer y en muchos casos, causa más daños que beneficios. El objetivo principal de estos tratamientos es mitigar los efectos perjudiciales de la neuroinflamación descontrolada. Las moléculas en desarrollo buscan ejercer efectos antiinflamatorios y modular la actividad de células inmunitarias en el cerebro, como los astrocitos y la microglía. Un enfoque prometedor dentro de este campo es el desarrollo de anticuerpos monoclonales dirigidos contra proteínas específicas que inician la actividad inflamatoria. Estos anticuerpos pueden reducir la señalización inflamatoria y producir efectos inmunomoduladores. Por ejemplo, los anticuerpos monoclonales contra la interleucina 1 beta (IL1β) son un área de investigación activa, ya que IL1β es una citoquina proinflamatoria clave. Además, se están investigando inmunomoduladores como la serina-L, un aminoácido presente de manera natural en la dieta. La serina-L tiene el potencial de prevenir el ensamblaje tóxico de ciertas proteínas, lo cual es especialmente relevante en enfermedades neurodegenerativas donde la acumulación de proteínas anormales es un factor que contribuye a su desarrollo.

- **Proteinopatías.** Se caracterizan por la acumulación de proteínas con conformaciones anómalas en el cerebro, lo que conduce a disfunciones y daño neuronal. Estas proteínas mal plegadas forman diversas estructuras patológicas, como los depósitos de proteína beta amiloide en las placas amiloides, la alfa-sinucleína en los cuerpos de Lewy, o los agregados de proteína tau en ovillos y filamentos neurofibrilares. Las terapias contra los depósitos de proteína beta amiloide se han detallado antes en profundidad. En paralelo, se están desarrollando tratamientos específicos para abordar otros tipos de agregados proteicos. Entre ellos, se destacan los anticuerpos monoclonales dirigidos contra ciertos fragmentos de la proteína tau. Estos anticuerpos están diseñados para evitar la formación de ovillos y fibrillas tau y retrasar la aparición de algunos síntomas de la enfermedad. Además, se están investigando inhibidores de las glicósido-hidrolasas, enzimas clave en el procesamiento tanto de la proteína tau como de la alfa-sinucleína. La inhibición de estas enzimas puede prevenir la formación de agregados y reducir su toxicidad. Estos fármacos pertenecen también al grupo de los tratamientos modificadores.

- **Ritmo circadiano.** Se refiere al conjunto de cambios físicos, mentales y de comportamiento que varían cíclicamente a lo largo del día y la noche. Son cambios modulados principalmente por la luz y están controlados por el hipotálamo, un área sub-cortical del cerebro, considerada como nuestro reloj biológico. En personas con alzhéimer, los ritmos circadianos suelen verse alterados, lo que puede conducir a un deterioro cognitivo más pronunciado. Pueden experimentar trastornos en los ciclos de sueño/vigilia, confusión sobre la hora del día y dificultad para dormir. Estas alteraciones no solo afectan la calidad de vida de la persona enferma, sino que también pueden intensificar otros síntomas de la enfermedad. Por ello, se están investigando fármacos que modulen estos ciclos circadianos. Una propuesta es el uso de moléculas similares a la melatonina, la hormona natural que regula el sueño. Estas moléculas podrían ayudar a restablecer los patrones normales de sueño en pacientes con alzhéimer, mejorando así su calidad de vida y posiblemente ralentizando el progreso de la enfermedad. Otro enfoque involucra las orexinas (también conocidas como hipocretinas), que son neurotransmisores que promueven la vigilia. Ensayos clínicos en fases tempranas están investigando el efecto de bloquear las orexinas para ayudar a regular el ritmo circadiano. Esto podría mejorar síntomas como la agitación y la confusión, comunes en las fases avanzadas de la enfermedad.

7. ¿Una persona, un alzhéimer? Hacia los tratamientos personalizados

La investigación en biomarcadores ha transformado significativamente el diagnóstico de la enfermedad de Alzheimer, permitiendo que ahora se pueda hacer en vida de forma mucho más precisa, alejándonos cada vez más de la necesidad del estudio del cerebro *post mortem* mediante anatomía patológica para la confirmación diagnóstica. Los biomarcadores clásicos en el LCR incluyen la disminución de la proteína $A\beta_{42}$ y los aumentos de la proteína tau y su forma fosforilada. Sin embargo, estas alteraciones no ocurren de manera similar en todos los pacientes ni en todas las enfermedades neurodegenerativas, sino que cada persona y patología tiene un perfil característico e individual y definirlo es clave para determinar el tratamiento a seguir.

Una de las propuestas más actuales para el diagnóstico de alzhéimer es combinar varios biomarcadores que incluyen la proteína amiloide y marcadores de neurodegeneración junto con la evaluación del deterioro cognitivo. Al analizar en conjunto estos biomarcadores, aumenta significativamente la precisión en el diagnóstico de alzhéimer como causa principal del declive cognitivo[24]. Un ejemplo de estas combinaciones es el análisis de amiloide, tau y alfa-sinucleína en lo que se ha llamado el «triunvirato de las enfermedades neurodegenerativas»[25]. Se propone que la agregación anormal de estas proteínas es múltiple, simultánea y específica para cada enfermedad y paciente, afectando de distintas maneras a la función vascular, mitocondrial, inflamatoria y sináptica. Estas alteraciones, en conjunto, conducen finalmente al deterioro cognitivo.

En enero de 2024, se publicó una investigación pionera en la que se describen cinco variantes biológicas de alzhéimer que responderían de manera distinta a los tratamientos actuales[26]. Estas variantes se distinguen por alteraciones específicas en los niveles de proteínas y procesos moleculares. El subtipo 1, está asociado a alteraciones en proteínas de hiperplasticidad; el subtipo 2 se caracteriza por la activación inmune descontrolada; el subtipo 3 presenta una desregulación del ARN; el subtipo 4 se relaciona con la disfunción del plexo coroides (órgano encargado de filtrar el líquido cefalorraquídeo), y el subtipo 5 se define por daños en la barrera hematoencefálica. Cada subtipo presenta diferencias en cuanto a los síntomas clínicos, la supervivencia y las alteraciones anatómicas del cerebro. Por ejemplo, una de las variantes se caracteriza por una alta producción de amiloide mientras que otra presenta una gran alteración de la barrera hematoencefálica lo que significa que los tratamientos contra la proteína amiloide funcionarían en el primer caso mientras que serían ineficaces en el segundo e incluso, podrían tener graves efectos secundarios. Es decir, existe una gran heterogeneidad sintomática y patológica fundada en la variabilidad molecular que hace necesaria la medicina de precisión personalizada.

La implementación de tratamientos personalizados para el alzhéimer requiere un enfoque integral y específico para cada paciente, basado en su perfil molecular único. Este enfoque podría conducir a intervenciones más efectivas y a una reducción de los efectos secundarios[27]. Representa un cambio significativo en el tratamiento de esta compleja enfermedad, pero también implica desafíos, como cambios en la evaluación y cuidados diarios de las personas afectadas, la necesidad de financiación para nuevos ensayos preclínicos y clínicos, la planificación de equipos de trabajo multidisciplinarios, y consideraciones institucionales, todo ello acompañado de procesos burocráticos extensos[28]. A pesar de estos retos, la medicina personalizada en el alzhéimer es un paso esencial hacia tratamientos más eficaces. Cada persona es única tanto en la salud como en la enfermedad, y los tratamientos deben reflejar esta premisa fundamental.

Este capítulo refleja un momento actual de optimismo en la investigación del alzhéimer, destacando un enfoque multidisciplinario que integra técnicas de diagnóstico avanzadas, terapias innovadoras y estudios longitudinales, junto con estrategias de prevención. Los avances en la identificación de biomarcadores, como los de neuroimagen o los obtenidos del análisis de fluidos corporales, son cruciales. Estos avances facilitan diagnósticos más tempranos y precisos, permiten un seguimiento más efectivo de la enfermedad y mejoran la evaluación de la eficacia de los tratamientos emergentes. Históricamente, la investigación se había centrado en fases tardías de la enfermedad (se desconocía la existencia de una fase preclínica) en las que el cerebro ya había alcanzado un punto crítico de acumulación de beta amiloide, tau y de procesos neuroinflamatorios que los tratamientos actuales no pueden revertir. Esto subraya la importancia crítica de la detección precoz y del desarrollo de nuevos fármacos que puedan actuar en fases en las que sea evidente la afectación neuropatológica pero que aún no se hayan desarrollado, o al menos no de forma significativa como para que impacten en la autonomía personal.

A pesar del elevado coste de los estudios preclínicos y de los ensayos clínicos, el coste social, a nivel individual y familiar, justifica la gran inversión que se está haciendo en ellos, así como en las estrategias de prevención. Diferentes estudios demográficos y socioeconómicos[29,30] arrojan datos como la estimación de que en el año 2050 el número de personas mayores de 70 años con alzhéimer aumentará dos veces y media, con un gasto médico asociado superior a los 300 mil millones. Retrasar la aparición del alzhéimer en 5 años podría reducir la prevalencia en un 41 % y disminuir los costos médicos en un 40 %. Más allá de los gastos económicos, hay que tener en cuenta el desgaste físico y emocional que supone para las personas cuidadoras. Su labor de asistencia médica no remunerada reduce notablemente la calidad de vida y puede conducir, en algunos casos, al desarrollo de trastornos psicológicos como agotamiento mental, ansiedad o depresión. Por ello, retrasar la aparición de los síntomas de alzhéimer tiene un valor incalculable a nivel individual, familiar y médico-social.

7
Datos, tecnología y alzhéimer: el futuro ya está aquí

Karine Fauria, Arcadi Navarro Cuartiellas,
Juan Domingo Gispert, Pablo Villoslada,
Gonzalo Sánchez-Benavides y
Nina Gramunt Fombuena

En las últimas décadas, estamos asistiendo a una revolución tecnológica y, en tanto que revolución, las perspectivas, el conocimiento y las oportunidades son crecientes en todos los ámbitos de la vida. La investigación no es una excepción; es más, es quizás un contexto en el que su impacto es, además de evidente, esperanzador. Ahora bien, a veces los avances suceden de forma más rápida que la capacidad de gestionarlos y regularlos, lo que supone un gran y apasionante desafío. En este capítulo vamos a navegar por la inmensidad de la avalancha de datos que ya somos capaces de recopilar y las tecnologías que ayudan a manejarlos y entenderlos, pasando por las innumerables aportaciones de la inteligencia artificial y de aplicaciones que se van desvistiendo de su aura de ciencia-ficción para avanzar en el conocimiento y la atención en el contexto de la enfermedad de Alzheimer.

1. Aportaciones del *big data* a la investigación

El término *big data* se suele emplear en su forma en inglés y significa 'grandes datos'. Hace alusión al manejo y análisis de conjuntos de datos extremadamente grandes y complejos que superan la capacidad de las herramientas tradicionales de procesamiento de datos. También se refiere a la velocidad con la que se generan los datos, la variedad de fuentes desde las que provienen (como redes sociales, sensores portables en la ropa, transacciones en línea, etc.) y la necesidad de extraer información valiosa de ellos. En síntesis, el *big data* implica el manejo de grandes volúmenes de datos de diversas fuentes, utilizando técnicas avanzadas de procesamiento y análisis para descubrir patrones, tendencias y conocimientos que pueden ser útiles para la toma de decisiones y la mejora de procesos en diferentes ámbitos. Este *big data* se produce fundamentalmente en el sector de la economía y la tecnología (internet), mientras que en otros sectores como es la sanidad, la producción de grandes datos es más restringida y con grandes dificultades para intercambiar información por una falta de harmonización de los datos y de diversidad de sistemas informáticos utilizados (interoperabilidad) entre los proveedores de servicios sanitarios, lo que limita su uso.

El uso de *big data* en la investigación sobre la enfermedad de Alzheimer abarca varias áreas importantes. Se trata de la culminación de un proyecto global y colectivo de recogida de impresionantes volúmenes de datos, ideado por distintos investigadores y organizaciones y que hace décadas que dura. Los datos, como ya hemos dicho, son de tipos muy diversos:

- **Datos clínicos y epidemiológicos.** Estos datos provienen de historiales médicos, estudios de seguimiento a largo plazo, y bases de datos de salud pública. Incluyen información sobre la progresión de la enfermedad, respuestas a tratamientos además de factores como otras afecciones de salud coexistentes o aspectos relacionados con el estilo de vida. Aparte de este tipo de datos formales, que son producto de la atención clínica, últimamente se ha incorporado una gran diversidad de datos del mundo real (*real world data,* RWD). Este tipo de datos proporciona información sobre cómo la enfermedad afecta a las personas en entornos reales y cotidianos, al margen de lo que se recoge en entornos clínicos controlados. Se incluyen datos sobre la eficacia de los tratamientos, la progresión de la enfermedad, y el impacto en la calidad de vida de los pacientes. Estos se obtienen cada vez más de dispositivos ponibles o llevables (*wearables*), que se refieren a la tecnología electrónica incorporada en aparatos que se pueden llevar en el cuerpo como accesorios o como parte de la vestimenta, como relojes inteligentes, pulseras de actividad o artículos de ropa inteligente.

- **Datos de imagen médica.** En esta categoría se incluyen los datos provenientes de diferentes técnicas de neuroimagen cerebral, como de resonancias magnéticas, tomografías computarizadas o tomografías por emisión de positrones que, como hemos visto en capítulos anteriores, tienen un altísimo valor para el diagnóstico de la enfermedad y para la detección de cambios cerebrales sutiles incluso antes de la manifestación de cualquier síntoma.

- **Datos moleculares y biomarcadores.** Este tipo de datos se refiere a todas las características biológicas que se pueden medir, como los niveles de ciertas proteínas en el cerebro, en el líquido cefalorraquídeo o en la sangre. Mirando desde lo más profundo, todo lo que podemos medir a nivel bioquímico en una persona es un potencial biomarcador: desde la secuencia de ADN, hasta el nivel de una determinada hormona en sangre.

- **Datos genómicos y multiómicos.** Entre todos los tipos de datos moleculares y biomarcadores, los datos genómicos y multiómicos merecen un capítulo aparte. *-Ómica* es un sufijo y, como tal, está en la terminación de muchas palabras, haciendo referencia al estudio de la totalidad o del conjunto de algo, que sería el *-oma* (por ejemplo: gen<u>oma</u> es el conjunto de genes, y gen<u>ómica</u>, el estudio del conjunto de genes). De forma específica, permite el estudio integral de ciertos aspectos moleculares de los organismos, como genes o proteínas, y también las relaciones entre ellos. Es el tipo de datos más recientemente incorporado al contexto del *big data*. Los datos multiómicos son todos aquellos recopilados a través de tecnologías avanzadas que permiten analizarlos. Entre los datos genómicos, además de la secuencia de ADN, hoy en día podemos analizar datos epigenéticos (de cómo se activan o desactivan los genes en cada persona según el entorno y/o distintas circunstancias), transcriptómicos (del conjunto completo de transcripciones de genes en un momento dado), proteómicos (del conjunto completo de proteínas en el organismo) y metabolómicos (del conjunto de pequeñas moléculas químicas producidas durante los procesos metabólicos del organismo).

El análisis de datos genómicos es fundamental para comprender las bases genéticas de la enfermedad de Alzheimer. Esto incluye la identificación de variantes genéticas que aumentan el riesgo de desarrollar la enfermedad, así como las interacciones entre múltiples genes y factores ambientales.

En este ámbito se ha pasado muy rápidamente del análisis de una o pocas variantes a estudios del genoma completo de una persona. Recientemente se emplean análisis que estudian las mutaciones somáticas en diversas células de una única persona. Las mutaciones somáticas son cambios genéticos que se producen en células somáticas, es decir, las células que forman tejidos y órganos del cuerpo y que no son óvulos o espermatozoides, que se denominan células germinales. Por tanto, este tipo de mutaciones somáticas no son transmisibles a la descendencia, pero sí que pueden contribuir al desarrollo de enfermedades en la persona en quien ocurren. Las mutaciones somáticas pueden ser causadas por diversos factores, entre ellos, los ambientales.

Por ejemplo, recientemente se ha publicado una serie de estudios[1] sobre mutaciones somáticas. En estos trabajos se recogen y analizan los datos de secuenciación de decenas de tipos de células individuales de cada una de las más de 400 personas participantes que, o bien no presentan signos de la enfermedad o bien se encuentran en alguna fase de esta. Tal recolección y análisis celular es útil para revelar la complejidad y el progreso de esta enfermedad. Los estudios destacan cómo ciertas mutaciones somáticas están asociadas con la enfermedad y cómo estas afectan a diferentes tipos de células en el cerebro durante su progreso.

En los estudios, además, se hace un uso intensivo de los datos multiómicos. Al combinar estos diversos conjuntos de datos, los equipos de investigación pueden comprender mejor cómo las mutaciones somáticas afectan la función celular, cómo las células responden a la enfermedad a nivel molecular y cómo estos procesos varían entre diferentes tipos de células en el cerebro.

Todos estos datos son fundamentales para comprender mejor la enfermedad, desarrollar tratamientos más efectivos y personalizados, y mejorar las políticas de salud y atención a pacientes.

La ciencia abierta. Una oportunidad para la generosidad

Todos los datos recogidos a gran escala para la investigación y el progreso deberían compartirse. Compartir datos científicos siguiendo los principios de *open data* (datos abiertos) y *open science* (ciencia abierta) como defiende la Unesco[2], es crucial por varias razones:

- Fomenta y facilita la colaboración entre grupos de investigación de diferentes disciplinas y regiones, potenciando el avance del conocimiento.

- Aumenta la transparencia y reproducibilidad al permitir que otros grupos científicos verifiquen y reproduzcan hallazgos, lo cual es esencial para la integridad de la investigación.

- Acelera el descubrimiento. El acceso a datos ya existentes facilita nuevos descubrimientos, evita la duplicación de esfuerzos y permite el análisis de conjuntos de datos más amplios.

- Democratiza el acceso a la información. El *open data* reduce las barreras para acceder a la información, permitiendo que equipos de investigación de todo el mundo, incluidos aquellos con menos recursos, participen en la investigación de vanguardia. Aun así, queda camino por recorrer en esta democratización, puesto que la repartición de los recursos para procesar esta información aún es muy desigual entre países.

- Impulsa la innovación. Disponer de datos abiertos fomenta la innovación, no solo en el ámbito investigador o académico, sino también en sectores como la industria y la política pública.

Sin embargo, muchos repositorios de datos no son de acceso abierto, una decisión a menudo justificada por los equipos de investigación e instituciones que han generado dichos datos en base al conocimiento acumulado en torno a estos y quien está mejor preparado para aprovechar su análisis e interpretación. Otro escollo importante es de tipo administrativo, pues hay que tener en cuenta las políticas de protección de datos personales que regulan su uso (ver el siguiente apartado).

En el campo del alzhéimer existen varias iniciativas importantes de compartición de datos que incluyen proyectos de diversa envergadura, algunos genéricos, pero otros centrados exclusivamente en la enfermedad. Estos son algunos ejemplos:

- **Alzheimer's Disease Neuroimaging Initiative (ADNI)**, un proyecto multicéntrico que busca desarrollar estándares clínicos para el diagnóstico y el seguimiento del alzhéimer mediante neuroimágenes y biomarcadores.

- **EPAD y AMYPAD.** Proyectos en los que se ha generado una gran cantidad de datos de alto valor para la comunidad investigadora en el contexto de la enfermedad de Alzheimer. Los datos están disponibles a través de espacios de trabajo colaborativos y solo se incluyen datos anonimizados y limpios. El BBRC ha contribuido con datos de participantes de su cohorte Alfa+ (ver capítulo 6).

- **Global Alzheimer's Association Interactive Network (GAAIN),** que proporciona acceso a un vasto repositorio de datos sobre el alzhéimer a nivel mundial.

- **Alzheimer's Disease Sequencing Project (ADSP).** Se enfoca en la secuenciación genómica para avanzar en el conocimiento sobre factores genéticos relacionados con la enfermedad.

- **UK Biobank** ofrece una amplia base de datos que incluye información genética y de salud de 500 000 personas del Reino Unido, una parte de ellas con alzhéimer.

- **National Alzheimer's Coordinating Center (NACC).** Recopila y comparte datos de centros especializados en alzhéimer financiados por el NIH (siglas en inglés de National Institute of Health, instituto nacional de salud) de Estados Unidos.

- **Alzheimer's Disease Data Initiative (ADDI).** Una iniciativa liderada por una coalición global de socios, que permite a los grupos de investigación el acceso a múltiples plataformas de intercambio de datos, fomentando la colaboración.

- **European Medical Information Framework (EMIF).** Este proyecto europeo se centra en mejorar el acceso y la utilización de datos de salud, incluyendo datos relacionados con el alzhéimer.

Estas iniciativas facilitan el acceso a datos valiosos para grupos de investigación de todo el mundo, acelerando así los avances en la comprensión y el tratamiento de la enfermedad de Alzheimer.

Consideraciones éticas

Este inmenso volumen de datos, que es imprescindible compartir para el progreso de la ciencia y la salud, tiene una característica muy particular: gran parte de ellos se refieren a personas individuales. Eso significa, al menos en la mayoría de las sociedades libres, que son propiedad de cada persona. Al tratarse de datos sensibles y personales, las consideraciones éticas en el manejo del *big data* en salud son cruciales. Algunas de estas consideraciones son las siguientes:

- **Privacidad y confidencialidad.** Los datos de salud son extremadamente sensibles. Es vital garantizar la privacidad de las personas, implementando medidas de seguridad rigurosas para proteger los datos contra accesos no autorizados y filtraciones.

- **Consentimiento informado.** Todas las personas, sean pacientes o participantes en estudios, deben ser informadas sobre cómo se utilizarán sus datos y dar su consentimiento explícito. Es importante que entiendan los beneficios y riesgos potenciales asociados con compartir sus datos.

- **Anonimización de datos**. Es esencial tratar los datos de forma que no puedan ser rastreados hasta una persona específica, especialmente cuando se usan en investigaciones o análisis a gran escala.

- **Equidad en el acceso y uso de datos.** Debe existir una preocupación por la equidad en el acceso a los beneficios que el *big data* puede ofrecer. Esto incluye evitar sesgos en los datos que puedan llevar a desigualdades en la atención médica.

- **Transparencia y rendición de cuentas.** Debe haber transparencia en cómo se recopilan, almacenan, y usan los datos. Además, deben existir mecanismos para la rendición de cuentas en caso de mal uso o violación de datos.

- **Uso de datos para beneficio público versus intereses comerciales.** Se da una clara tensión entre el uso de datos para el avance de la salud pública y su uso para fines comerciales. Es crucial equilibrar estos intereses de manera ética, bajo la supervisión de comités adecuados.

- **Conservación de la autonomía del paciente.** Es imperativo asegurar que el uso de *big data* no suplante la toma individual de decisiones ni infrinja los derechos de las personas a tomar decisiones informadas sobre su propia atención médica.

- **Gobernanza de datos.** Es necesario establecer políticas y regulaciones claras para la gestión de datos de salud, incluyendo quién puede acceder a los datos y para qué propósitos.

Estas consideraciones éticas no solo protegen a las personas, sino que también ayudan a construir la confianza pública en el uso de *big data* en la salud, algo esencial para su éxito y aceptación a largo plazo. En Europa, la cuestión del uso y compartición de datos de salud se aborda con mucha atención, especialmente en el contexto del Reglamento General de Protección de Datos (GDPR, por sus siglas en inglés) de la Unión Europea. Además, la Unión Europea está trabajando en la creación del Espacio Europeo de Datos de Salud (EHDS, por sus siglas en inglés), una iniciativa que busca mejorar el acceso y la compartición segura de datos personales de salud. Una de las características clave de este sistema es que otorgaría a la ciudadanía el control sobre sus propios datos de salud, permitiendo su acceso y compartición segura para fines de investigación y otros propósitos no lucrativos. Esta iniciativa también incluye fuertes salvaguardas de privacidad para asegurar que no se compartan datos personales sin el consentimiento de la persona interesada.

Desde el Parlamento Europeo se ha propuesto un sistema de *opt-out* para el uso secundario de la mayoría de los datos de salud, lo que significa que los datos siempre podrían utilizarse «a menos que el paciente decida lo contrario». Sin embargo, para ciertos tipos de datos sensibles, como la información genética y genómica, se requeriría el consentimiento explícito de cada paciente. Este enfoque refleja un equilibrio entre la promoción de la investigación y la innovación en salud, y la protección de la privacidad y los derechos individuales de los pacientes. La GDPR ha jugado un papel fundamental en la configuración de estas políticas, estableciendo un marco para el manejo y compartición de datos a nivel transfronterizo en Europa, mientras asegura los derechos de todas las personas sobre nuestros propios datos.

Sin embargo, como sucede con casi cualquier iniciativa, no deja de tener sus problemas. La limitación al acceso del *big data* en salud por una normativa estricta hace que las compañías internacionales de inteligencia artificial (IA) focalicen sus esfuerzos allí donde hay datos. Esto produce como efecto secundario que nuevos desarrollos de IA en salud no aborden el caso europeo ante la dificultad de acceso a los datos. Por supuesto, la solución no es la desregulación, sino crear incentivos fuertes para que los grandes programas de IA aborden el caso europeo manteniendo los altos estándares éticos y de protección de la ciudadanía.

2. La inteligencia artificial, un gran complemento a la natural

La combinación de todos estos tipos de datos a través de enfoques de *big data* permite un análisis más global y completo de la enfermedad de Alzheimer. En este contexto, la inteligencia artificial y el *machine learning* (conceptos de los que hablaremos a continuación) son particularmente útiles para procesar y analizar grandes volúmenes de datos heterogéneos, identificando patrones que podrían no ser evidentes para los seres humanos.

La inteligencia artificial es una rama de las ciencias de la computación que se enfoca en crear sistemas capaces de realizar algunas tareas que, hasta ahora, han requerido necesariamente de inteligencia humana. Esto incluye, además del aprendizaje de máquinas (en inglés, *machine learning*, ML*)*, el procesamiento del lenguaje natural, el reconocimiento de patrones y la toma de decisiones y aprendizaje profundo (*deep learning*). La IA busca simular la capacidad de raciocinio, aprendizaje y adaptación de los seres humanos, aplicándose en una amplia gama de campos, desde la asistencia sanitaria hasta la tecnología y la industria. Su objetivo es mejorar y automatizar procesos, facilitando así tareas complejas y mejorando la eficiencia en diversos sectores.

El ML se trata de una rama de la IA centrada en el desarrollo de sistemas capaces de aprender y mejorar a partir de la experiencia, sin ser explícitamente programados para ello. Utiliza algoritmos y modelos estadísticos para que las computadoras puedan realizar tareas específicas analizando patrones en los datos. Dicho de otro modo: en lugar de programar reglas específicas para realizar una tarea, en el ML, se crean modelos que aprenden y mejoran su rendimiento a medida que se exponen a más datos y tareas. En el caso que nos ocupa, aplica al aprendizaje automático que las grandes computadoras hacen de datos de neuroimagen y de grandes archivos o repositorios de datos clínicos o de otro tipo para avanzar en el diagnóstico y, en general, en la investigación sobre la enfermedad de Alzheimer.

Usos de la IA en la investigación del alzhéimer y de la demencia

Todas estas técnicas pueden conducir a una mejor comprensión de la enfermedad, diagnósticos más precisos y tempranos, y el desarrollo de terapias más efectivas. Además, el uso del *big data* e IA en el alzhéimer es crucial para el desarrollo de medicina personalizada, donde los tratamientos se pueden adaptar a las características individuales de cada paciente, incluyendo su perfil genético, estado de salud y progresión de la enfermedad. Esto promete tratamientos más efectivos y menos efectos secundarios, mejorando significativamente la calidad de vida de las personas afectadas.

La IA puede, por ejemplo, identificar patrones y correlaciones dentro de datos complejos que combinen neuroimagen y datos clínicos y genómicos, analizándolos de manera más eficiente y precisa, desvelando patrones y cambios sutiles en el cerebro que pueden indicar las etapas tempranas de la enfermedad de Alzheimer. Ya existen ejemplos de su uso en diversos ámbitos, que van desde la investigación a la monitorización y el cuidado de las personas afectadas. Un ejemplo destacado es la mejora en la capacidad de predicción de demencia usando ML respecto a algoritmos clásicos[3] como el CAIDE (del inglés *cardiovascular risk factors, ageing and dementia*). Aunque existen otros modelos de predicción de mayor precisión que CAIDE, el alcance temporal es menor, limitándose a predecir riesgos a dos años. A pesar de ser una información muy valiosa, son preferibles las predicciones a más largo plazo que permitan implementar estrategias preventivas o modificadoras del curso de la enfermedad. Esto requiere una comprensión profunda de los factores de riesgo y su interacción, y conocer cómo estos contribuyen al desarrollo de condiciones como el alzhéimer, más allá de una probabilidad estadística.

Es precisamente en esta comprensión más detallada de los factores de riesgo, donde la IA y el ML tienen un rol indiscutible, ya que aceleran el análisis de datos, permitiendo integrar datos de genómica, biomarcadores y registros clínicos para poder identificar correlaciones y factores de riesgo para el alzhéimer[4]. Mediante IA se pueden analizar imágenes del cerebro, como resonancias magnéticas, detectando patrones característicos del alzhéimer o de otras enfermedades neurodegenerativas, así como cambios sutiles antes de que los síntomas clínicos sean evidentes, favoreciendo el diagnóstico y tratamiento tempranos. Un ejemplo de estas aplicaciones es la optimización del análisis de datos de los estudios de cohorte mencionados en el capítulo 6. Estas investigaciones, al ser de larga duración y contar con un número elevado de participantes, generan una enorme cantidad de datos que, en combinación, pueden dar información de predictores de demencia. Algunos de estos estudios de cohorte a menudo incluyen datos de dispositivos inteligentes, pulseras de actividad, etc., y pueden beneficiarse enormemente del análisis avanzado para el diagnóstico y pronóstico del declive cognitivo con mayor precisión[5]. Además, esta tecnología no solo mejora la selección de participantes para investigaciones, estudios de cohorte y ensayos clínicos, sino que también puede reducir sesgos y decisiones subjetivas tomadas por el equipo de investigación.

Además, la IA se propone como un potencial facilitador para el descubrimiento de nuevos fármacos y quizá en un futuro permita la mejora de la eficiencia de los ensayos clínicos mediante la predicción de su eficacia y seguridad, acelerando así la búsqueda de tratamientos efectivos[6]. En este sentido, ya es una realidad el uso de técnicas de IA y ML en las fases tempranas de descubrimiento de nuevos fármacos, en lo que se conoce como diseño de fármacos *in silico*[7,8]. El proceso tradicional de desarrollo de fármacos capaces de unirse a una diana molecular (encima, receptor, etc.) es costoso en tiempo y recursos pues implica cantidades ingentes de ensayos de prueba y error, con costes económicos asumibles solo por unos pocos equipos de investigación. Las técnicas de ML han demostrado poder reducir considerablemente el tiempo de este proceso de descubrimiento pasando, en algunos casos, de años a unas pocas semanas[9]. Y no podemos dejar de mencionar cómo la IA puede ayudar a personalizar estos nuevos tratamientos y la provisión de cuidados, adaptándose a las características y necesidades individuales de cada persona para mejorar su calidad de vida la de su entorno familiar y cercano[10].

Todas estas líneas de progreso son lideradas por las organizaciones de investigación médica más importantes del mundo, como el National Institute on Aging (NIA, Instituto Nacional sobre el Envejecimiento) de los Estados Unidos. El NIA realiza grandes inversiones en líneas de investigación que utilizan la IA para entender mejor el envejecimiento y las demencias relacionadas con la edad, como la causada por la enfermedad de Alzheimer. Estos proyectos abarcan desde el desarrollo de infraestructuras de IA y tecnologías de salud digital hasta el uso de datos genéticos, genómicos y fenotípicos para investigar sobre la longevidad excepcional y la prevención de enfermedades relacionadas con la edad. Esta y otras iniciativas reflejan un creciente reconocimiento del potencial de la IA para transformar la investigación y el cuidado de personas con demencia, proporcionando herramientas innovadoras para la detección, el diagnóstico, y el manejo de las complejas enfermedades que yacen en su causa.

Como se ha comentado a lo largo de todo este libro, la enfermedad de Alzheimer es sumamente heterogénea y varía enormemente entre las personas afectadas. Por ello, el análisis de la combinación de una gran cantidad de datos procedentes del historial clínico, las ómicas, imágenes o la histología puede ayudar a desentrañar algunos mecanismos aún desconocidos. De esta manera, aunque la aplicación de la IA aún no sea generalizada, su potencial para mejorar la detección de factores de riesgo y la predicción de enfermedades es innegable y resulta esencial en la investigación de las demencias, como ya lo adelanta un reciente artículo publicado por el *Center for Alzheimer's and Related Dementias* (¿Por qué la IA es esencial en la investigación en demencias?)[11]. Estas herramientas ofrecen una flexibilidad y escalabilidad que pueden transformar la prevención de demencia, facilitando la detección de nuevos factores de riesgo, mejorando la eficacia de los ensayos clínicos, el reposicionamiento de fármacos y optimizando la integración de datos. La colaboración multidisciplinaria entre profesionales de la salud y de la investigación es esencial para integrar estas tecnologías innovadoras en la prevención de las distintas demencias. Su uso no solo promete reducir costes y recursos, sino también aumentar las posibilidades de éxito en el desarrollo de nuevos tratamientos modificadores de enfermedades[12]. Y, por supuesto, la IA está despuntando con fuerza en el contexto de la detección precoz y la prevención de la demencia.

Un ejemplo integrador: la predicción de la edad biológica del cerebro

Por aquello de que, para muestra un botón, veamos un ejemplo práctico y cercano que da un gran valor al uso combinado del ML, la IA y las ventajas y oportunidades que confieren las grandes bases abiertas de datos científicos. Este ejemplo lo tenemos en el desarrollo de un nuevo biomarcador de envejecimiento cerebral liderado por un equipo del BBRC, el centro de investigación de la Fundación Pasqual Maragall, en colaboración con otros equipos de investigación[13]. Dicho biomarcador ha permitido demostrar, por primera vez, que la presencia de alteraciones patológicas de la enfermedad de Alzheimer, incluso en personas cognitivamente sanas, está vinculada a un envejecimiento cerebral acelerado.

Para ponernos en contexto, el envejecimiento cerebral acelerado se basa en una estimación de la diferencia entre la edad cronológica (el tiempo transcurrido desde el nacimiento) y la edad cerebral biológica (calculada a partir de técnicas de neuroimagen), referida como el *delta* de la edad cerebral (*brain age delta*). Así, las personas en las que se estima una edad cerebral biológica superior a su edad cronológica tendrían un cerebro «más viejo» de lo esperado, mientras que quienes tienen una edad cerebral biológica inferior a la cronológica tendrían un cerebro «más joven». Esta idea puede arrojar luz en el conocimiento de la relación entre el envejecimiento y el desarrollo de enfermedades como el alzhéimer u otras neurodegenerativas, en las que sabemos que la edad es el principal de riesgo para desarrollarlas, pero los mecanismos biológicos que explican esta asociación aún son poco conocidos.

En este estudio se han utilizado más de 22 000 medidas a partir de imágenes de resonancia magnética de la base de datos del UK Biobank para predecir la edad cerebral de más de 2300 personas sanas o con deterioro cognitivo leve. A su vez, estas personas provienen de cuatro cohortes de investigación (ver capítulo 6) independientes: ALFA+, ADNI, EPAD y OASIS. Los resultados han demostrado una asociación entre la edad biológica cerebral, con biomarcadores de alzhéimer (como la presencia de las proteínas beta-amiloide y tau) y factores de riesgo (como el genotipo *APOE*ε4*). Asimismo, se ha observado una relación entre el envejecimiento cerebral y ciertos marcadores de neurodegeneración y de patología cerebrovascular. Además, este biomarcador ha demostrado ser capaz de explicar la asociación entre factores de riesgo de demencia y el declive cognitivo[14].

En la metodología de trabajo, el equipo investigador ha utilizado un modelo de ML para analizar estos parámetros a partir de un elevado número de imágenes por resonancia magnética. Estos hallazgos permiten considerar este nuevo biomarcador como una herramienta potencialmente útil para evaluar la eficacia de tratamientos antienvejecimiento cerebral. Esta pionera aplicación del

ML al estudio del envejecimiento cerebral ha mostrado su capacidad para identificar patrones relevantes a partir de datos muy complejos y, así, seguir avanzando en la investigación y potenciales nuevas intervenciones para la prevención del alzhéimer y otras enfermedades neurodegenerativas.

Ante una evidencia insoslayable, hemos de decir que estamos de acuerdo: la IA es una manera de analizar y sacar provecho, en beneficio de la humanidad, de la enorme avalancha y la gran diversidad de datos que hemos mencionado en este capítulo. Por tanto, es conveniente usar la IA en todas sus formas posibles y, por supuesto, siempre que se cumplan las consideraciones éticas pertinentes. Conscientes de ello, cada vez es mayor el colectivo profesional, desde el contexto de la investigación y la sanidad al de la provisión de cuidados, que se ha lanzado a utilizarla, de forma que la IA ya está desempeñando un papel significativo, no solo en la investigación, sino también en la atención de personas con alzhéimer u otras formas de demencia, como vemos a continuación.

3. La tecnología aplicada a la atención de personas con alzhéimer

Es indiscutible que la tecnología tiene un papel cada vez más relevante en el abordaje de los retos que plantea el deterioro cognitivo y la demencia por enfermedad de Alzheimer u otra causa. Hemos visto en anteriores capítulos cómo los avances tecnológicos impactan en el desarrollo de biomarcadores para la detección precoz de los cambios patológicos cerebrales, así como en herramientas de diagnóstico y de seguimiento clínico del curso de la enfermedad. Los progresos tecnológicos también tienen un rol cada vez más importante en la atención y los cuidados que precisan las personas que se ven inmersas en las consecuencias de un proceso neurodegenerativo. Por eso, en este apartado vamos a echar un vistazo a cómo la tecnología se emplea actualmente como una buena aliada para fomentar el bienestar y la calidad de vida de las personas enfermas y de quienes cuidan de ellas, y hacia dónde apuntan las perspectivas de futuro.

Se puede desglosar la aplicabilidad de los avances tecnológicos en distintas áreas de la vida cotidiana que se ven afectadas con la progresión de la enfermedad de Alzheimer y el, a fecha de hoy, inevitable desarrollo de demencia[15].

Mantenimiento funcional y compensación del déficit

Aquí se engloban los sistemas tecnológicos que proporcionan indicaciones o ayuda para la realización de algunas actividades de la vida diaria y que, además, pueden ser útiles para la detección de cambios significativos en la progresión del deterioro.

Un ejemplo es el sistema denominado COACH (como acróstico de *cognitive orthosis for assisting activities at home*)[16], desarrollado hace unos años. El término inglés *coach*, significa entrenador, pero, por su aplicación en distintos ámbitos, también lo podemos entender como guía. Este sistema COACH combina la visión por ordenador para rastrear con técnicas de IA el desempeño de la persona en la actividad diaria en cuestión (en este caso, lavarse las manos). De esta manera se puede decidir qué se requiere para proporcionar indicaciones verbales y visuales cuando las personas se lavan las manos. Es un trabajo altamente influyente que ha informado a muchos sistemas posteriores y tras el que ha surgido el concepto de tecnologías de esfuerzo cero, es decir, tecnologías que requieren poco o ningún esfuerzo por parte de las personas que las utilizan. Las tecnologías de esfuerzo cero realizan la recopilación, análisis y aplicación de datos de la persona y/o su contexto utilizando técnicas avanzadas de computación, como visión por computadora, fusión de sensores, toma de decisiones y planificación, aprendizaje automático y el internet de las cosas (IoT, *Internet of things*, en inglés).

En este contexto hoy disponemos de muchos dispositivos y aplicaciones tecnológicas que facilitan el mantenimiento funcional de las personas con alzhéimer, particularmente en fases leves y moderadas de la demencia. Veamos algunos ejemplos:

- **Asistentes activados por voz.** Dispositivos como Alexa, Siri, Amazon Echo o Google Home se pueden configurar para responder a comandos de voz. Las personas usuarias pueden pedir recordatorios, escuchar música u obtener respuestas a preguntas sencillas sin necesidad de recurrir a botones o pantallas.

- **Dispensadores automáticos de medicamentos.** Los dispositivos que dispensan medicamentos a horas programadas pueden ayudar a las personas con alzhéimer a seguir su tratamiento farmacológico sin necesidad de recordar horarios o las dosis.

- **Dispositivos de rastreo GPS.** Relojes, pulseras, colgantes u otros accesorios conectados a las pertenencias personales pueden ayudar a los familiares a localizar a una persona con dificultades cognitivas en caso de necesidad. Algunos dispositivos pueden enviar alertas si la persona sale de un área predefinida.

- **Domótica inteligente.** La automatización de tareas relacionadas con la seguridad, el bienestar y el confort mediante un sistema inteligente instalado en las casas permite modificar la iluminación, controlar el termostato o los enchufes y se pueden programar para responder a las rutinas diarias, lo que minimiza la necesidad de ajustes manuales. Por ejemplo, las luces pueden apagarse automáticamente cuando la persona se va a la cama y encenderse algunas cuando se levanta para facilitar su orientación durante la noche.

- **Aplicaciones de recordatorios y alertas.** Las aplicaciones móviles o los dispositivos especializados pueden enviar recordatorios de audio o visuales para la realización de tareas diarias, citas y actividades importantes. Estos recordatorios pueden ser programados por las personas cuidadoras o por familiares.

- **Mandos de TV simples.** Los mandos a distancia con botones grandes y fáciles de presionar y funciones mínimas pueden hacer que ver televisión sea más accesible.

- **Dispositivos de videollamadas con un solo botón.** Existen dispositivos diseñados específicamente para videollamadas que funcionan con un solo botón y pueden ayudar a las personas a conectarse fácilmente con familiares y amistades sin la necesidad de navegar por pantallas complejas.

- **Relojes fáciles de leer.** Los relojes con pantallas grandes y claras y diseños simplificados pueden ayudar a las personas con alzhéimer a mantener el sentido del tiempo y la rutina.

Ocio y estimulación cognitiva y sensorial

Otra área en la que la tecnología puede resultar de utilidad es para el fomento de la actividad social, de ocio y de estimulación cognitiva y sensorial. Como ejemplo, una de las aplicaciones muy bien valorada es la relacionada con la posibilidad de escuchar música del agrado y personalmente significativa de momentos vitales relevantes de la persona con alzhéimer. Existen diversos sistemas que, mediante el uso de algoritmos, facilitan la confección de listas musicales personalizadas.

Las actividades digitales dirigidas a estimular la cognición han experimentado una gran expansión en las últimas décadas. Sin embargo, hay que tener en cuenta que los resultados de muchos estudios muestran que, más que mejorar las funciones cognitivas trabajadas —algo difícilmente asumible en el contexto de un proceso neurodegenerativo que conlleva demencia— sí que pueden alargar un tiempo el mantenimiento de las funciones. Particularmente, como se demostró en el estudio FINGER[17], el entrenamiento cognitivo informatizado puede actuar en la reducción del riesgo de demencia en personas con deterioro cognitivo leve, pero no por sí solo, sino como parte de un programa multidimensional de intervención basado en un estado de vida saludable, atendiendo también a la nutrición, la socialización o el ejercicio físico.

Las técnicas de realidad virtual y de realidad aumentada están actualmente siendo objeto de investigación, como herramientas de evaluación, pero también como formas de ayuda para las personas con demencia tanto en actividades cotidianas, como en actividades lúdicas y de ocio. La realidad virtual, que sumerge al usuario en un entorno completamente nuevo, ha mostrado resultados prometedores en el alivio de la ansiedad y la depresión en personas mayores a través de terapias como la cognitiva, *mindfulness* (consciencia del momento presente) y la terapia de reminiscencia. A diferencia de esta, la realidad aumentada superpone elementos virtuales al mundo real y es menos inmersiva.

Por lo general, la realidad aumentada es más accesible, fácil de usar y menos propensa a causar confusión o desconexión visual, lo que es crucial para personas con mayor deterioro cognitivo. Esta tecnología puede facilitar recordatorios para la toma de medicamentos, ofrecer ayuda con las barreras del lenguaje mediante el uso de pistas para las palabras o los nombres de objetos y personas allegadas, además de proporcionar alertas visuales para prevenir accidentes o avisar de obstáculos en la casa, mejorando así la autonomía del paciente y aliviando la carga de las personas cuidadoras. Además, la realidad aumentada podría jugar un papel importante en la reducción del aislamiento social a través del uso sencillo de teléfonos móviles o tabletas. Sin embargo, como con cualquier terapia basada en la tecnología, existen preocupaciones sobre la privacidad y la protección de datos. A pesar de estos desafíos, la inversión en el desarrollo de la realidad aumentada representa una oportunidad significativa para mejorar la calidad de vida de las personas con alzhéimer y las personas que las cuidan, subrayando la importancia de continuar explorando estas tecnologías como herramientas de apoyo en la estimulación cognitiva y ocio[18].

Robótica y asistencia virtual en el cuidado

De forma cada vez más frecuente se publican noticias sobre el uso de robots en la atención de personas mayores, especialmente de aquellas que viven solas o con algún grado de dependencia y que, por tanto, requieren atención y cuidados de forma continua. Nos encontramos ante el nacimiento de la robótica asistencial, una vertiente en la que los robots han sido diseñados para el cuidado del ser humano ya sea monitoreando las constantes vitales o mediante la detección de alguna dolencia física o emocional. En países como Japón, la robótica asistencial lleva varios años ayudando a numerosas personas en hospitales y residencias y se presenta como una solución potencial a la crisis de los cuidados de larga duración en poblaciones cada vez más envejecidas y para las que la inversión pública es insuficiente. A finales de 2023, la Generalitat de Catalunya anunció la compra de 1000 robots asistenciales para atender a personas mayores que viven solas y que necesitan ciertos cuidados. Es una medida que ha generado un intenso debate ya que se teme que la implementación de estos robots asistenciales pueda estar orientada a reemplazar al personal de cuidado profesional en lugar de mejorar sus condiciones de trabajo[19].

La revista *Science Robotics* publicó en Julio de 2023 un informe[20] acerca del uso de robots humanoides o con forma de animales de compañía. En este estudio se aportan datos sobre cómo esta tecnología podría ayudar a sobrellevar la soledad no elegida en las personas mayores a través de recordatorios, videollamadas o conversaciones con ellas. Es importante matizar que estos robots pueden ayudar o aliviar el sentimiento de soledad en ciertos momentos, pero no garantiza las relaciones personales de calidad, detrás de esto, siempre tiene que haber una persona.

Igual de controvertido es el tema relacionado con la responsabilidad ante un fallo en el sistema o un mal uso. Ante esto, algunas voces proponen la instalación de «cajas negras éticas» en los robots, similares a las utilizadas en la aviación, que permitirían analizar y entender las causas detrás de cualquier incidente, facilitando así la identificación de soluciones.

Un aspecto crucial en el desarrollo de robots o de otros dispositivos tecnológicos dirigidos a mejorar la calidad de vida y fomentar la autonomía de las personas con demencia es incorporar la perspectiva y opinión de las propias personas afectadas. La posibilidad de detectar el deterioro cognitivo cada vez en fases más tempranas ofrece la oportunidad de que las personas con alzhéimer puedan participar y decidir sobre aspectos relacionados con sus necesidades de atención y de cuidados en el futuro. En este sentido, queremos hacernos eco de un interesante y reciente estudio bajo el nombre *Let's Talk Tech*[21] («Hablemos de tecnología»). En este trabajo se diseñó una intervención para educar y facilitar la comunicación entre la persona afectada y la cuidadora sobre qué tipo de tecnologías y hasta qué punto la persona afectada estaba dispuesta a llegar para planificar con antelación las medidas a tomar acerca de los cuidados futuros. Los resultados del estudio indicaron que, de manera general, las personas afectadas preferían un uso bajo de tecnología para su cuidado, con excepción del uso de sistemas de seguimiento tipo GPS, pero el hecho de entender su funcionamiento y poder tener control sobre ellas facilita la aceptación de tales herramientas en sus cuidados[22].

Las personas expertas en este campo coinciden en que el gran potencial de la integración de la robótica y la asistencia virtual en el cuidado de personas mayores representa un avance prometedor en la respuesta a las crecientes necesidades de una población envejecida. Sin embargo, es fundamental que esta tecnología se complemente con métodos tradicionales de atención y cuidado para garantizar un apoyo integral, y que las personas afectadas puedan tomar decisiones acerca de la extensión de su uso. Esto lleva también asociado consideraciones éticas y de seguridad, especialmente en términos de monitoreo constante y de privacidad, lo que requiere una reflexión profunda y pautas claras para asegurar que la dignidad y autonomía de las personas se mantengan intactas. Por ello, para impulsar su avance es fundamental la colaboración entre la comunidad médica, tecnológica, ética y las familias afectadas. Así, de forma colectiva, podremos asegurar que la robótica asistencial no solo alivie la carga del cuidado, sino que también enriquezca la calidad de vida de las personas afectadas y de sus familias, respetando siempre sus decisiones y sus necesidades emocionales.

4. Organoides cerebrales: minicerebros de laboratorio

Existe un número considerable y creciente de avances tecnológicos cuya aplicación es altamente relevante para la detección, el diagnóstico, el tratamiento y el seguimiento de la enfermedad de Alzheimer y otras enfermedades neurodegenerativas. Uno de ellos es el desarrollo de organoides cerebrales.

A pesar de todos los avances tecnológicos para el análisis de datos, la neurociencia tiene grandes dificultades para obtener información detallada y en tiempo real del cerebro humano, conocida como datos *in vivo*. Aunque, como hemos visto en otras partes del libro, existen diferentes técnicas de neuroimagen que permiten ver la estructura y funcionalidad cerebral, la información que proporcionan es limitada, especialmente a nivel molecular. La investigación de las enfermedades del sistema nervioso mediante análisis de sangre, técnicas de neuroimagen, biopsias procedentes de cirugías o de tejidos *post mortem* ofrece una información limitada al momento de recolección de la muestra, comparable a una fotografía fija de un proceso dinámico. Este enfoque no es suficiente para comprender el desarrollo, la progresión o las causas iniciales de las patologías neurológicas.

Debido a restricciones éticas y limitaciones económicas, es impracticable realizar estudios clínicos a gran escala para investigar los inicios de enfermedades o la efectividad de tratamientos que aún están en desarrollo. Para eso existen los modelos animales, fundamentalmente los roedores, que permiten hacer el estudio de los mecanismos moleculares responsables del inicio y progresión de las enfermedades en un entorno controlado. Sin embargo, la traslación de los resultados a humanos es a menudo compleja debido a diferencias biológicas fundamentales entre ambas especies. Existen algunos mecanismos que son exclusivos de nuestra especie y que, por tanto, son complejos de abordar con modelos animales.

Los avances en la investigación con células derivadas de pacientes han permitido añadir un nivel de estudio intermedio entre los modelos animales y los ensayos con humanos. Como veremos más adelante, estos estudios *in vitro* con células humanas abren la puerta al desarrollo de la medicina personalizada o de precisión. Sin embargo, también tienen sus limitaciones técnicas debido a la simplicidad del modelo de cultivo celular que difícilmente puede modelar la disposición de las células, el metabolismo, la presencia de vasos sanguíneos y la manera en que todo ello se comunica. Los organoides cerebrales han surgido como una solución innovadora para abordar este problema.

Introducción a los organoides cerebrales

Los organoides son modelos tridimensionales de distintos tejidos que se forman a partir de células madre pluripotentes, es decir, células con la posibilidad de diferenciarse o transformarse en cualquier tipo celular, desde neuronas hasta células musculares o del riñón. Se crean de manera artificial a partir de técnicas *in vitro* y reproducen, hasta cierto grado, la arquitectura y composición celular del órgano que se pretende conseguir.

En 1998 se consiguió diferenciar por primera vez células embrionarias humanas en distintos tipos celulares. Fue unos años más tarde, en 2007, cuando el grupo de Takahashi[23] convirtió células somáticas humanas (es decir, procedentes de la persona adulta) en células madre pluripotenciales con la capacidad de transformarse en cualquier tipo celular. Este tipo de células se conocen como células madre humanas pluripotentes inducidas o hiPSCs (del inglés *human-induced pluripotent stem cells*). En comparación con las células embrionarias, las hiPSCs son más fáciles de conseguir ya que se pueden obtener de distintas partes del cuerpo de una persona adulta, evitando así los problemas éticos y los posibles rechazos tras los injertos o terapias. En el año 2013, el grupo de investigación de Lancaster y colaboradores[24], usaron las hiPSCs para producir por primera vez organoides cerebrales y estudiar la microcefalia, una enfermedad congénita en la que la cabeza del bebé es más pequeña y que con frecuencia comporta defectos en el desarrollo del cerebro[25]. Estos avances se pueden hacer cuando se conocen los mecanismos y genes implicados en el desarrollo de la enfermedad ya que, mediante ingeniería genética, se pueden introducir mutaciones conocidas e investigar el papel y función de cada una de ellas[26]. Además, permite mantener el fondo genético de la persona donante y generar un modelo de la enfermedad mucho más preciso y específico.

Características estructurales y funcionales

En los últimos años, la tecnología de organoides cerebrales ha experimentado una rápida evolución, pasando de modelar tejido cerebral genérico a reproducir con precisión estructuras específicas del cerebro tales como la corteza cerebral, el mesencéfalo, el hipocampo, el cerebelo o la médula espinal. Este progreso ha sido posible gracias a la acumulación de conocimiento sobre los patrones de expresión genética y proteica en el cerebro, permitiendo diseñar organoides que reflejan con mayor fidelidad la composición celular y funcional de las áreas de interés mediante técnicas de ingeniería genética que «apagan» o «encienden» los distintos genes implicados. Modelar las diferentes áreas del cerebro y reproducir las proporciones de neuronas frente a células gliales (astrocitos, microglía, oligodendrocitos), es especialmente valioso para comprender las causas subyacentes de enfermedades neurológicas y trastornos cerebrales ya que, como se ha comentado en el capítulo 6, la neuroinflamación también tienen un papel muy importante en el desarrollo de enfermedades neurodegenerativas.

Una de las mayores limitaciones para el uso de organoides cerebrales es replicar la compleja red de vascularización y vasos sanguíneos del cerebro. La vascularización cerebral no solo aporta nutrientes y distribuye factores de crecimiento, sino que también es fundamental en la formación de la barrera hematoencefálica, que impide la entrada de sustancias nocivas desde el exterior. Es esta misma barrera la que permite el transporte de fármacos hacia el interior, por eso, poder modelarla y tenerla presente en los organoides es clave para el desarrollo y cribado de nuevos tratamientos. La ausencia de vasos en los organoides cerebrales hace que el aporte de oxígeno y nutrientes dependa completamente de mecanismos de difusión del medio y, según van creciendo los organoides, estos mecanismos de difusión ya no son suficientes para llegar a las zonas centrales. Esto tiene como consecuencia la muerte celular o necrosis de las áreas más internas y supone el descarte de dicho organoide para la realización de más experimentos[27].

Sin embargo, recientemente en el año 2022, un grupo de investigación[28] desarrolló de forma independiente organoides cerebrales y de vasos sanguíneos y posteriormente logró fusionarlos, creando así organoides cerebrales vascularizados. Estos nuevos organoides fusionados presentan una red funcional de vasos sanguíneos que permite crear más precursores neuronales en comparación con los organoides iniciales, resaltando la importancia de la vascularización en el desarrollo funcional del cerebro y su impacto en la etiología de diversas enfermedades. Además, ante la barrera hematoencefálica que puedan formar estos vasos sanguíneos, se abre la posibilidad de estudiar las interacciones del sistema nervioso con el circulatorio y de analizar el efecto de nuevos fármacos que atraviesen la barrera para llegar más eficazmente a las zonas del cerebro afectadas.

Otra de las limitaciones a las que se enfrentaban los organoides iniciales era la falta de diversidad celular. En las enfermedades neurodegenerativas no solo se ven afectadas las neuronas, sino que, como ya se ha mencionado, las células gliales o de soporte también presentan alteraciones muy evidentes que influyen en el origen y desarrollo de la enfermedad. Por este motivo, en los nuevos organoides de fusión en los que ya existen vasos sanguíneos, también se incluyó la presencia de microglía, las células del sistema inmune del cerebro, vigilantes por excelencia. Esto permitió estudiar ciertas etapas del desarrollo cerebral en las cuales la microglía elimina conexiones neuronales disfuncionales, además de profundizar en los efectos de la acumulación de proteína beta-amiloide en la función de la microglía y de los subsecuentes procesos neuroinflamatorios ligados a la enfermedad de Alzheimer. También se ha podido introducir la presencia de oligodendrocitos, las células productoras de la mielina, un proceso clave para la memoria y alterado en las fases precoces de la enfermedad de Alzheimer.

Aplicaciones en investigación biomédica

Son precisamente estos últimos avances los que han permitido una de las aplicaciones más emocionantes de los organoides cerebrales: su uso en la investigación de enfermedades neurodegenerativas, como la enfermedad de Alzheimer y la enfermedad de Parkinson. Estos modelos tridimensionales mimetizan de forma más precisa la complejidad del cerebro humano comparados con los cultivos celulares bidimensionales. Además, han permitido simular los casos de alzhéimer familiar en los que se conocen las mutaciones específicas que lo originan. Como ya se ha explicado en el capítulo 5, el llamado alzhéimer familiar es una forma hereditaria de la enfermedad con mutaciones en los genes de la APP (proteína precursora de amiloide) y de las presenilinas 1 y 2 (PSEN1 y PSEN2) que conducen a la acumulación patológica de beta-amiloide y tau fosforilada, junto con un aumento en la producción de especies reactivas de oxígeno. Estas mutaciones han sido introducidas en modelos de organoides cerebrales, bien de forma aislada, bien en combinación, para profundizar en los mecanismos subyacentes del alzhéimer familiar.

La utilidad de los organoides se extiende también al estudio del alzhéimer esporádico, la forma más prevalente de esta enfermedad, en la que no se conocen mutaciones concretas y existe una mayor influencia de factores ambientales y de estilo de vida. A pesar de esta diferencia, el alzhéimer esporádico comparte muchas características patológicas con el alzhéimer familiar, como la acumulación de proteína beta-amiloide, la fosforilación anormal de la proteína tau, la formación de ovillos neurofibrilares, la pérdida neuronal y la afectación de los vasos sanguíneos cerebrales. Sin embargo, dentro de la variante de alzhéimer esporádico, sí se conocen algunos factores de riesgo genético como es la presencia de la isoforma APOE*ε4, de la que se ha hablado en más detalle en el capítulo 5. Por ello, se han desarrollado organoides cerebrales a partir de células madre humanas pluripotentes inducidas (descritas en los párrafos anteriores como hiPSCs) derivadas de personas con alzhéimer portadoras de APOE*ε4. Utilizando hiPSCs derivadas de personas portadoras de APOE*ε4, el grupo de investigación de Blanchard analizó las alteraciones de la barrera hematoencefálica y de los vasos sanguíneos cerebrales. Observaron que la presencia de la isoforma APOE*ε4 aumentaba la acumulación de proteína Aβ y que los vasos se veían dañados, traduciéndose en una barrera hematoencefálica más débil y con más puntos de ruptura y fuga[29].

La edición genética, especialmente mediante la herramienta CRISPR/Cas9, ha revolucionado la manera en que se pueden estudiar estas enfermedades en organoides. CRISPR/Cas9[5] es una herramienta de ingeniería genética que permite editar la información genética como si se tratara de piezas de un puzle. Utiliza una o dos moléculas de ARN (material genético de una sola cadena) que guían a la enzima Cas9 hacia el ADN (material genético de doble cadena) para que lo corten en sitios específicos. En estos lugares de corte, se pueden corregir o provocar mutaciones y borrar e insertar nuevas secuencias de ADN que activarían genes concretos. Utilizando CRISPR/Cas9 se puede editar la información genética de las células que forman el organoide y «obligarlas» a expresar las mutaciones que se quieran estudiar. Un ejemplo de ello es el estudio realizado por Lin *et al.*[30], en el cual transformaron células madre humanas pluripotentes inducidas para que expresaran el factor de riesgo APOE*ε4. Diferenciaron estas células en neuronas, microglía y astrocitos y observaron que todas ellas presentaban características típicas de la patología de alzhéimer. Estos hallazgos no solo confirman la relevancia de APOE*ε4 en la patología del alzhéimer, sino que también abren la puerta al desarrollo de terapias dirigidas a esta variante genética.

Implicaciones para la enfermedad de Alzheimer y perspectivas futuras

Aunque los organoides cerebrales representan un avance significativo en la investigación de enfermedades del sistema nervioso, como el alzhéimer, hay que tener presente que todos los tejidos y sistemas de nuestro cuerpo interaccionan entre sí. Alteraciones en el sistema cardiovascular, renal o en la microbiota intestinal pueden llegar a repercutir en el desarrollo de patologías neurológicas, dando lugar a muchas líneas de investigación abiertas. Algunas apuntan a una potencial relación entre deficiencias cognitivas y acumulación de proteína beta-amiloide cerebral con alteraciones en la microbiota intestinal. La hipótesis que se plantea es que la composición de esta microbiota tiene un efecto en la inflamación sistémica que a su vez podría modular la inflamación cerebral[31]. Por otro lado, se ha observado que las personas con insuficiencia renal acumulan sustancias tóxicas derivadas de la disfunción de los riñones en áreas del cerebro relacionadas con la cognición. Del mismo modo, enfermedades cardíacas que comprometen el flujo sanguíneo cerebral pueden conllevar a una reducción en el suministro de oxígeno y nutrientes al cerebro, derivando en alteraciones cognitivas. Estos estudios no implican causalidad ni explican el origen de las enfermedades neurodegenerativas, pero sí demuestran la interacción existente entre todos los sistemas del cuerpo, que funcionan como una gran red de información, y el delicado equilibrio que se establece entre ellos para mantener el estado de salud.

Los organoides cerebrales prometen revolucionar el estudio del alzhéimer, proporcionando una plataforma avanzada para la investigación de los mecanismos de la enfermedad y el cribado de nuevos fármacos, así como para avanzar en las estrategias de medicina personalizada[32]. Su capacidad para reproducir la arquitectura tridimensional del cerebro y la posibilidad de generar células madre pluripotentes humanas a partir de células adultas representan ventajas significativas sobre los modelos de cultivo bidimensionales tradicionales. Sin embargo, actualmente, no todos los grupos de investigación tienen acceso a la creación de organoides de fusión, con lo que la falta de vascularización y de diversidad celular sigue siendo una limitación para muchos de ellos. No obstante, se están haciendo grandes avances en la tecnología de organoides cerebrales para abordar estos retos y ofrecer modelos más fidedignos y precisos que reflejen la complejidad del alzhéimer y otras enfermedades neurodegenerativas.

Epílogo

Arcadi Navarro Cuartiellas y
Nina Gramunt Fombuena

A lo largo de este libro hemos realizado un recorrido por los conocimientos científicos y médicos más actuales acerca de la enfermedad de Alzheimer como paradigma de las enfermedades
neurodegenerativas cerebrales, que tienen el envejecimiento
como principal factor de riesgo para desarrollarlas, sin ser una consecuencia inevitable de cumplir años. Como colofón, recogemos
aquí algunos mensajes «para llevar a casa».

- Cada vez son más las personas que viven hasta edades que,
  hasta no hace mucho, se consideraban excepcionales, casi un
  privilegio. La mayor longevidad de la población es un éxito colectivo en el que los avances científicos y sanitarios juegan un
  papel fundamental. Es muy importante entender el envejecimiento, individual y colectivo, con una perspectiva optimista
  y como una oportunidad vital. Para avanzar con confianza y
  positividad es clave conocer y aprovechar los avances neuro-
  científicos, puesto que mantener un cerebro activo y saludable
  a lo largo de la vida está en la base de la autonomía personal y
  la capacidad para tomar decisiones que nos permitan disfrutar

de la vida según nuestras elecciones individuales, siempre que sea posible.

- Es imprescindible para el futuro de nuestras sociedades que se incrementen los esfuerzos en investigación sobre las enfermedades neurodegenerativas porque estas resultan en muchos años vividos con discapacidad y suponen un impacto de elevadísimos costes personales, sanitarios, sociales y económicos. Es decir, que restan una parte importante de calidad a esa vida longeva. Hay que actuar para hacer sostenible el envejecimiento poblacional y sentirlo como un éxito.

- La demencia es una de las condiciones de salud más temidas. Es un temor a la pérdida del «yo» en vida. Aunque es frecuente entender la demencia como sinónimo de alzhéimer, no son lo mismo. La enfermedad de Alzheimer es la principal causa de demencia, que representa una pérdida progresiva de capacidades mentales superiores que deriva inexorablemente en la dependencia de terceras personas (a las que, por cierto, también hay que atender y cuidar). Pero no hay que asumir, sin más, que una persona que muestra síntomas de deterioro cognitivo sufre alzhéimer u otra causa de demencia incurable.

- Las enfermedades neurodegenerativas representan un desafío para la investigación, entre otras razones por su gran complejidad, ya que afectan mayoritariamente al cerebro que es, sin duda, el órgano más complejo de nuestro organismo. Fijémonos en un detalle: el alzhéimer es la enfermedad neurodegenerativa más estudiada y tiene un sustrato neuropatológico muy característico, sin embargo, es raro encontrar cerebros de personas afectadas con formas «puras» de alzhéimer. Lo más habitual es encontrar una combinación de distintas alteraciones neuropatológicas. Y, del mismo modo, aunque es una enfermedad que tiene unos síntomas y unos hitos evolutivos bastante característicos, es clínicamente heterogénea: no hay dos casos iguales.

- Estamos en un momento optimista y esperanzador en la investigación del alzhéimer en el que se están produciendo avances muy relevantes en técnicas de detección precoz, en terapias innovadoras y en la demostración de la eficacia de estrategias de prevención. Esto es: 1) cada vez tenemos más capacidad de detectar la enfermedad de forma más temprana y precisa, 2) empiezan a ver la luz los primeros fármacos que pueden modificar los cambios neuropatológicos que se producen en el cerebro de las personas afectadas, 3) sabemos que modificando factores de riesgo podemos prevenir o retrasar la aparición de hasta el 40 % de los casos de demencia.

- El progreso en la identificación de biomarcadores para la detección precoz de alteraciones en el cerebro es fundamental. Todo indica que la eficacia de los tratamientos emergentes en la ralentización del curso de tales cambios neuropatológicos y, en consecuencia, la postergación o eventual evitación de la aparición de síntomas, será mayor cuanto antes puedan administrarse. No obstante, aunque son prometedores, sabemos que estos hallazgos aún tienen un importante camino de investigación que recorrer.

- Los avances científicos dan gran relevancia a la prevención a lo largo de la vida. Los hábitos de vida saludables juegan un importante papel en la promoción de la salud cerebral y son una baza estratégica en la prevención del alzhéimer y de otras enfermedades neurodegenerativas. Es clave contar con políticas y programas efectivos de educación, concienciación, apoyo e intervención. No todo es responsabilidad individual.

- La revolución tecnológica actual tiene un impacto relevante en la investigación en enfermedades neurodegenerativas, con sus esperanzas, sus retos y sus desafíos. Estamos presenciando enormes avances en la capacidad de recoger datos y de desarrollar tecnologías, como la inteligencia artificial o el aprendizaje de máquinas. Avances que son más rápidos que nuestra capacidad de gestionarlos en todas sus derivadas: prácticas, legales y éticas. Pero no es ciencia-ficción, es una realidad que ya se va traduciendo en progreso en el conocimiento y en una mejor atención a las personas que han de convivir con este tipo de afecciones.

La investigación acerca del alzhéimer y de otras enfermedades neurodegenerativas requiere de una altísima y continuada inversión económica y de recursos, pero, fundamentalmente, de personas. El altruismo de quienes participan en los estudios de investigación, muchas veces sabiendo que el fruto de lo que aportan probablemente no revertirá en ellos mismos sino en generaciones futuras, es muy loable y merece un sentido reconocimiento. Por eso, cerramos este libro dando de nuevo las gracias a todas las personas que ofrecen su tiempo, que aceptan que se les tome distintos tipos de muestras, que se les realicen pruebas... En definitiva, que participan en estudios con la única gratificación de contribuir al progreso científico y médico. Vaya este reconocimiento a todas las personas que participan en estudios de investigación en todo el mundo, claro, pero no podemos dejar de hacer una mención especial a quienes consideramos la gran familia de participantes de investigación del Barcelonaβeta Brain Research Center, el centro de investigación de la Fundación Pasqual Maragall.

Referencias

Además de las referencias citadas a lo largo del libro, invitamos a consultar el blog *Hablemos del Alzheimer*, de la Fundación Pasqual Maragall: https://blog.fpmaragall.org/.

Introducción

1. Fundación Pasqual Maragall. *Actitudes y percepciones de la población española sobre el Alzheimer.* Fundación Pasqual Maragall, Observatorio del Alzheimer y las demencias, 2023.
2. Alzheimer's Disease International. Attitudes to dementia. *World Alzheimer report*, 2019.

Capítulo 1

1. Organización Mundial de la Salud. *Envejecimiento y salud.* https://www.who.int/es/news-room/fact-sheets/detail/ageing-and-health Con acceso el 9 de febrero de 2024.
2. Instituto Nacional de Estadística. *Una población envejecida.* https://www.ine.es/prodyser/demografia_UE/bloc-1c.html?lang=es Con acceso el 9 de febrero de 2024.
3. Pérez Díaz J, Ramiro Fariñas D, Aceituno Nieto P, *et al. Un perfil de las personas mayores en España, 2023 Indicadores estadísticos básicos.* Madrid, Informes Envejecimiento en red n.º 30, 40p. [Fecha de publicación: 31/10/2023]. Disponible en: http://envejecimiento.

csic.es/documentos/documentos/enred-indicadoresbasicos2023.
pdf con acceso el 11 de febrero de 2024.

4. Pérez Díaz J. ¿Qué es el envejecimiento demográfico? Publicación
en *Apuntes de demografía*. apuntesdedemografia.com, con acceso el
11 de febrero de 2024.

5. Alzheimer's Association (2017). Alzheimer's Disease Facts and Figures.

6. World Health Organization. *Dementia*. Con acceso el 16 de octubre
de 2023, https://www.who.int/news-room/facts-in-pictures/detail/
dementia.

7. Yanguas, J. *Pasos hacia una nueva vejez. Los grandes retos sociales y
emocionales de la madurez*. Ediciones Destino, 2021.

8. Rojas Marcos L. *Optimismo y salud. Lo que la ciencia sabe de los beneficios del pensamiento positivo*. Barcelona: Grijalbo, Penguin Ran-
dom House Grupo Editorial, 2020.

Capítulo 2

1. Morrison JH, Baxter MG. The ageing cortical synapse: hallmarks
and implications for cognitive decline. *Nat Rev Neurosci*. 2012 Mar
7;13(4):240-50.

2. Wilson DM, Cookson MR, Van Den Bosch L, Zetterberg H, Holtzman DM, Dewachter I. Hallmarks of neurodegenerative diseases.
Cell. 2023 Feb 16;186(4):693-714.

3. Pellicer Roig D. La posible transmisión del alzhéimer desata la polémica entre los neurólogos. *National Geographic España*, publicado
en www.nationalgeographic.com.es el 7 de febrero de 2024, con acceso el 14 de febrero de 2024.

4. Hayes MT. Parkinson's Disease and Parkinsonism. *Am J Med*. 2019
Jul;132(7):802-807.

5. Bates GP, Dorsey R, Gusella JF, *et al*. Huntington disease. *Nat Rev
Dis Primers*. 2015 Apr 23;1:15005.

6. Feldman EL, Goutman SA, Petri S, *et al*. Amyotrophic lateral sclero-
sis. *Lancet*. 2022 Oct 15;400(10360):1363-1380.

7. Hardiman O, Al-Chalabi A, Chio A, *et al*. Amyotrophic lateral scle-
rosis. *Nat Rev Dis Primers*. 2017 Oct 5;3:17071.

8. Fanciulli A, Stankovic I, Krismer F, *et al*. Multiple system atrophy.
Int Rev Neurobiol. 2019;149:137-192.

9. Carmona-Abellán M, Del Pino R, Murueta-Goyena A, *et al.* Multiple system atrophy: Clinical, evolutive and histopathological characteristics of a series of cases. *Neurologia* (Engl Ed). 2021 May 26:S0213-4853(21)00073-6.

10. Maurer K y Maurer U. *Alzheimer. La vida de un médico. La historia de una enfermedad.* Ediciones Díaz de Santos, 2006 (la versión original alemana es de 1998).

11. Alzheimer A, Stelzmann RA, Schnitzlein HN, Murtagh FR. An English translation of Alzheimer's 1907 paper, «Uber eine eigenartige Erkankung der Hirnrinde». *Clin Anat.* 1995;8(6):429-31.

12. Jack CR Jr, Bennett DA, Blennow K, *et al.* Contributors. NIA-AA Research Framework: Toward a biological definition of Alzheimer's disease. Alzheimers Dement. 2018 Apr;14(4):535-562.

13. Molinuevo JL, Gramunt N, Gispert JD, *et al.* The ALFA project: A research platform to identify early pathophysiological features of Alzheimer's disease. Alzheimers Dement (N Y). 2016 Mar 3;2(2):82-92.

14. «Dementia», *World Health Organization.* https://www.who.int/news-room/facts-in-pictures/detail/dementia, con acceso el 19 de enero de 2024.

15. The Economist Intelligence Unit. *Assessing the socioeconomic impact of Alzheimer's in Western Europe and Canada* (2017).

16. Alzheimer's Association. *Alzheimer's Disease Facts and Figures* (2017).

17. Jönsson L, Tate A, Frisell O, Wimo A. The Costs of Dementia in Europe: An Updated Review and Meta-analysis. *Pharmacoeconomics.* 2023 Jan;41(1):59-75.

Capítulo 3

1. Fundación Pasqual Maragall. ¿Cómo es y cómo funciona nuestro cerebro? Blog *Hablemos del Alzheimer.* https://blog.fpmaragall.org/, publicación del 11 de julio de 2021, con acceso el 13 de febrero de 2024.

2. Salthouse TA. Selective review of cognitive aging. *J Int Neuropsychol Soc.* 2010 Sep;16(5):754-60.

3. Salthouse TA. Trajectories of normal cognitive aging. *Psychol Aging.* 2019 Feb;34(1):17-24.

4. Harada CN, Natelson Love MC, Triebel KL. Normal cognitive aging. *Clin Geriatr Med.* 2013 Nov;29(4):737-52.
5. Kessel-Sardiñas H, González-Glaría B. *Guía de buena práctica clínica en geriatría. Demencia: de la enfermedad a la persona.* Sociedad Española de Geriatría y Gerontología, 2023.
6. World Health Organisation. *Dementia.* https://www.who.int/newsroom/fact-sheets/detail/dementia, publicación del 15 de marzo de 2023, con acceso el 13 de febrero de 2024.
7. van der Flier WM, Scheltens P. Epidemiology and risk factors of dementia. *J Neurol Neurosurg Psychiatry.* 2005 Dec;76 Suppl 5(Suppl 5):v2-7.
8. O'Brien JT, Thomas A. Vascular dementia. *Lancet.* 2015 Oct 24;386(10004):1698-706.
9. McKeith IG, Boeve BF, Dickson DW, *et al.* Diagnosis and management of dementia with Lewy bodies: Fourth consensus report of the DLB Consortium. *Neurology.* 2017 Jul 4;89(1):88-100.
10. Erkkinen MG, Kim MO, Geschwind MD. Clinical Neurology and Epidemiology of the Major Neurodegenerative Diseases. *Cold Spring Harb Perspect Biol.* 2018 Apr 2;10(4):a033118.
11. Antonioni A, Raho EM, Lopriore P, *et al.* Frontotemporal Dementia, Where Do We Stand? A Narrative Review. *Int J Mol Sci.* 2023 Jul 21;24(14):11732.

Capítulo 4

1. Hardy JA, Higgins GA. Alzheimer's disease: the amyloid cascade hypothesis. *Science.* 1992 Apr 10;256(5054):184-5.
2. Kepp KP, Robakis NK, Høilund-Carlsen PF, Sensi SL, Vissel B. The amyloid cascade hypothesis: an updated critical review. *Brain.* 2023 Oct 3;146(10):3969-3990.
3. Ossenkoppele R, van der Kant R, Hansson O. Tau biomarkers in Alzheimer's disease: towards implementation in clinical practice and trials. *Lancet Neurol.* 2022 Aug;21(8):726-734.
4. Pascual-Leone A, Bartrés-Faz D. Human Brain Resilience: A Call to Action. *Ann Neurol.* 2021 Sep;90(3):336-349.
5. Fisher RA, Miners JS, Love S. Pathological changes within the cerebral vasculature in Alzheimer's disease: New perspectives. *Brain Pathol.* 2022 Nov;32(6):e13061.
6. Wang Q, Chen G, Schindler SE, *et al.*, Baseline microglial activation correlates with brain amyloidosis and longitudinal cognitive decline

in Alzheimer disease. *Neurol Neuroimmunol Neuroinflamm.* 2022 Mar 8;9(3):e1152.

7. Griffiths J, Grant SGN. Synapse pathology in Alzheimer's disease. *Semin Cell Dev Biol.* 2023 Apr;139:13-23.

8. Leng F, Edison P. Neuroinflammation and microglial activation in Alzheimer disease: where do we go from here? *Nat Rev Neurol.* 2021 Mar;17(3):157-172.

9. López-Rodríguez AB, Hennessy E, Murray CL, *et al.* Acute systemic inflammation exacerbates neuroinflammation in Alzheimer's disease: IL-1β drives amplified responses in primed astrocytes and neuronal network dysfunction. *Alzheimers Dement.* 2021 Oct;17(10):1735-1755.

10. Park JK, Lee KJ, Kim JY, Kim H. The association of blood-based inflammatory factors IL-1β, TGF-β and CRP with cognitive function in Alzheimer's Disease and Mild Cognitive Impairment. *Psychiatry Investig.* 2021 Jan;18(1):11-18.

11. Lee RL, Funk KE. Imaging blood-brain barrier disruption in neuroinflammation and Alzheimer's disease. *Front Aging Neurosci.* 2023 Mar 17;15:1144036.

12. Parhizkar S, Holtzman DM. APOE mediated neuroinflammation and neurodegeneration in Alzheimer's disease. *Semin Immunol.* 2022 Jan;59:101594.

13. Rami L, Sala-Llonch R, Solé-Padullés C, *et al.* Distinct functional activity of the precuneus and posterior cingulate cortex during encoding in the preclinical stage of Alzheimer's disease. *J Alzheimers Dis.* 2012;31(3):517-26.

14. Zhou J, Greicius MD, Gennatas ED, *et al.* Divergent network connectivity changes in behavioural variant frontotemporal dementia and Alzheimer's disease. *Brain.* 2010 May;133(Pt 5):1352-67.

15. Godrich D, Martin ER, Schellenberg G, *et al.* Neuropathological lesions and their contribution to dementia and cognitive impairment in a heterogeneous clinical population. *Alzheimers Dement.* 2022 Dec;18(12):2403-2412.

16. Jack CR Jr, Bennett DA, Blennow K, *et al.* NIA-AA Research Framework: Toward a biological definition of Alzheimer's disease. *Alzheimer's Dement.* 2018 Apr;14(4):535-562.

17. Reisberg B., Ferris SH, Anand, R., *et al.* Functional staging of dementia of the Alzheimer's type. *Annals of the New York Acacdemy of Sciences.* 1984;435:481-483.

18. Reisberg B, Ferris SH, de Leon MJ, Crook T. Global Deterioration Scale (GDS). *Psychopharmacol Bull.* 1988;24(4):661-3.
19. Petersen RC. Mild Cognitive Impairment. *Continuum (Minneap Minn).* 2016 Apr;22(2 Dementia):404-18.
20. Zhu XC, Tan L, Wang HF, Jiang T, *et al.* Rate of early onset Alzheimer's disease: a systematic review and meta-analysis. Ann Transl Med. 2015 Mar;3(3):38. *Erratum in: Ann Transl Med.* 2016 May;4(9):E4..
21. Ayodele T, Rogaeva E, Kurup JT, *et al.* Early-Onset Alzheimer's Disease: What Is Missing in Research? *Curr Neurol Neurosci Rep.* 2021 Jan 19;21(2):4.
22. DeTure MA, Dickson DW. The neuropathological diagnosis of Alzheimer's disease. *Mol Neurodegener.* 2019 Aug 2;14(1):32.
23. Koedam EL, Lauffer V, van der Vlies AE, van der Flier WM, Scheltens P, Pijnenburg YA. Early-versus late-onset Alzheimer's disease: more than age alone. *J Alzheimers Dis.* 2010;19(4):1401-8.
24. Poudevida S, de Sola S, Brugulat-Serrat A, *et al.* Efectividad de una intervención psicoterapéutica grupal en la mejora del bienestar de personas cuidadoras de un familiar con enfermedad de Alzheimer: estudio CuiDem *Rev Neurol.* 2022 Oct 16;75(8):203-21.

Capítulo 5

1. DeTure MA, Dickson DW. The neuropathological diagnosis of Alzheimer's disease. *Mol Neurodegener.* 2019 Aug 2;14(1):32.
2. Corder EH, Saunders AM, Strittmatter WJ, *et al.* Gene dose of apolipoprotein E type 4 allele and the risk of Alzheimer's disease in late onset families. *Science.* 1993 Aug 13;261(5123):921-3.
3. Strittmatter WJ, Saunders AM, Schmechel D, *et al.* Apolipoprotein E: high-avidity binding to beta-amyloid and increased frequency of type 4 allele in late-onset familial Alzheimer disease. *Proc Natl Acad Sci U S A.* 1993 Mar 1;90(5):1977-81.
4. Buckley RF, Mormino EC, Rabin JS, *et al.* Sex Differences in the Association of Global Amyloid and Regional Tau Deposition Measured by Positron Emission Tomography in Clinically Normal Older Adults. *JAMA Neurol.* 2019 May 1;76(5):542-551.
5. Mosconi L, Rahman A, Diaz I, *et al.* Increased Alzheimer's risk during the menopause transition: A 3-year longitudinal brain imaging study. *PLoS One.* 2018 Dec 12;13(12):e0207885.

6. Wu YT, Beiser AS, Breteler MMB, *et al.* The changing prevalence and incidence of dementia over time-current evidence. *Nat Rev Neurol.* 2017 Jun;13(6):327-339.

7. Livingston, G, Sommerlad A, Orgeta V, *et al.* Dementia prevention, intervention and care, *The Lancet,* pp. 413-446, 2017.

8. Livingston G, Huntley J, Sommerlad A, *et al.* Dementia prevention, intervention, and care: 2020 report of the Lancet Commission, *The Lancet,* vol. 396, n.º 10248, pp. 413-446, 2020.

9. SPRINT MIND Investigators for the SPRINT Research Group; Williamson JD, Pajewski NM, *et al.* Effect of Intensive vs Standard Blood Pressure Control on Probable Dementia: A Randomized Clinical Trial. *JAMA.* 2019 Feb 12;321(6):553-561.

10. Biessels GJ, Despa F. Cognitive decline and dementia in diabetes mellitus: mechanisms and clinical implications. *Nat Rev Endocrinol.* 2018 Oct;14(10):591-604.

11. van Gennip ACE, Stehouwer CDA, van Boxtel MPJ, *et al.* Association of Type 2 Diabetes, According to the Number of Risk Factors Within Target Range, With Structural Brain Abnormalities, Cognitive Performance, and Risk of Dementia. *Diabetes Care.* 2021 Nov;44(11):2493-2502.

12. Veronese N, Facchini S, Stubbs B, *et al.* Weight loss is associated with improvements in cognitive function among overweight and obese people: A systematic review and meta-analysis. *Neurosci Biobehav Rev.* 2017 Jan;72:87-94.

13. Tristão-Pereira C, Fuster V, Oliva B, *et al.* Longitudinal interplay between subclinical atherosclerosis, cardiovascular risk factors, and cerebral glucose metabolism in midlife: results from the PESA prospective cohort study. *Lancet Healthy Longev.* 2023 Sep;4(9):e487-e498.

14. Stern Y. Cognitive reserve in ageing and Alzheimer's disease. *Lancet Neurol.* 2012 Nov;11(11):1006-12.

15. Falcón C, Gascon M, Molinuevo JL, *et al.* Brain correlates of urban environmental exposures in cognitively unimpaired individuals at increased risk for Alzheimer's disease: A study on Barcelona's population. *Alzheimers Dement (Amst).* 2021 Jul 5;13(1):e12205.

16. Alemany S, Crous-Bou M, Vilor-Tejedor N, *et al.* Associations between air pollution and biomarkers of Alzheimer's disease in cognitively unimpaired individuals. *Environ Int.* 2021 Dec;157:106864.

17. Novais F, Starkstein S. Phenomenology of Depression in Alzheimer's Disease. *J Alzheimers Dis.* 2015;47(4):845-55.
18. Johnson JCS, Marshall CR, Weil RS, *et al.* Hearing and dementia: from ears to brain. *Brain.* 2021 Mar 3;144(2):391-401.
19. Inserra CJ, DeVrieze BW. Chronic Traumatic Encephalopathy. 2023 Aug 7. In: *StatPearls* [Internet]. Treasure Island (FL): StatPearls Publishing; 2024 Jan.
20. Donovan NJ, Okereke OI, Vannini P, *et al.* Association of Higher Cortical Amyloid Burden With Loneliness in Cognitively Normal Older Adults. *JAMA Psychiatry.* 2016 Dec 1;73(12):1230-1237.
21. Wilson SJ, Woody A, Padin AC, *et al.* Loneliness and Telomere Length: Immune and Parasympathetic Function in Associations With Accelerated Aging. *Ann Behav Med.* 2019 May 3;53(6):541-550.
22. Zhong G, Wang Y, Zhang Y, *et al.* Smoking is associated with an increased risk of dementia: a meta-analysis of prospective cohort studies with investigation of potential effect modifiers. *PLoS One.* 2015 Mar 12;10(3):e0118333.
23. Yan S, Fu W, Wang C, *et al.* Association between sedentary behavior and the risk of dementia: a systematic review and meta-analysis. *Transl Psychiatry.* 2020 Apr 21;10(1):112.
24. Gil MJ, Manzano MS y Terrón C. Prevención del deterioro cognitivo y la demencia; documento de consenso, *IMC*, Madrid, 2023.
25. Organización Mundial de la Salud. *Directrices de la OMS sobre actividad física y hábitos sedentarios: de un vistazo [WHO guidelines on physical activity and sedentary behaviour: at a glance].* OMS, Ginebra, 2020.
26. Iso-Markku P, Kujala UM, Knittle K, *et al.* Physical activity as a protective factor for dementia and Alzheimer's disease: systematic review, meta-analysis and quality assessment of cohort and case-control studies. *Br J Sports Med.* 2022 Jun;56(12):701-709.
27. Rehfeld K, Lüders A, Hökelmann A, *et al.* Dance training is superior to repetitive physical exercise in inducing brain plasticity in the elderly. *PLoS One.* 2018;13
28. Abrahan VD, Shifres F, Justel N. Cognitive Benefits From a Musical Activity in Older Adults. Front Psychol [Internet]. *Front Psychol*; 2019
29. Tarr B, Launay J, Dunbar RIM. Silent disco: dancing in synchrony leads to elevated pain thresholds and social closeness. *Evol Hum Behav*; 2016;37:343-9.

30. Organización Mundial de la Salud. *Directrices de la OMS sobre actividad física y hábitos sedentarios: de un vistazo* [*WHO guidelines on physical activity and sedentary behaviour: at a glance*], OMS, Ginebra, 2020.

31. Martín López JE, Molina Linde JM, Gómez RI, *et al. Efectividad del entrenamiento cognitivo en pacientes con demencia leve a moderada*. Sevilla: AETSA, Evaluación de Tecnologías Sanitarias de Andalucía; Madrid: Ministerio de Sanidad, 2020.

32. Jobe JB, Smith DM, Ball K, *et al.* ACTIVE: a cognitive intervention trial to promote independence in older adults. *Control Clin Trials.* 2001;22(4):453-479.

33. Rebok GW, Ball K, Guey LT, *et al.* Ten-year effects of the advanced cognitive training for independent and vital elderly cognitive training trial on cognition and everyday functioning in older adults. *J Am Geriatr Soc.* 2014;62(1):16-24.

34. Wu Z, Pandigama DH, Wrigglesworth J, *et al.* Lifestyle Enrichment in Later Life and Its Association With Dementia Risk. *JAMA Netw Open.* 2023;6(7):e2323690.

35. Sommerlad A, Kivimäki M, Larson EB, *et al.* Social participation and risk of developing dementia. *Nat Aging.* 2023 May;3(5):532-545.

36. Suárez-González A, Rajagopalan J, Livingston G, Alladi S. The effect of COVID-19 isolation measures on the cognition and mental health of people living with dementia: A rapid systematic review of one year of quantitative evidence. *EClinicalMedicine.* 2021 Jul 31;39:101047.

37. Nishi SK, Sala-Vila A, Julvez J, Sabaté J, Ros E. Impact of Nut Consumption on Cognition across the Lifespan. *Nutrients.* 2023 Feb 16;15(4):1000.

38. Grau-Rivera O, Operto G, Falcón C, *et al.* Association between insomnia and cognitive performance, gray matter volume, and white matter microstructure in cognitively unimpaired adults. *Alzheimers Res Ther.* 2020 Jan 7;12(1):4.

Capítulo 6

1. Janeiro MH, Ardanaz CG, Sola-Sevilla N, *et al.* Biomarcadores en la enfermedad de Alzheimer. *Adv Lab Med.* 2021 Jan 27;2(1):39–50.

2. Kotzbauer PT, Trojanowsk JQ, Lee VM. Lewy body pathology in Alzheimer's disease. *J Mol Neurosci.* 2001 Oct;17(2):225-32.

3. Milà-Alomà M, Ashton NJ, Shekari M, *et al.* Plasma p-tau231 and p-tau217 as state markers of amyloid-β pathology in preclinical Alzheimer's disease, *Nature Medicine*, August 11, 2022.

4. Vasudevan S, Saha A, Tarver ME, Patel B. Digital biomarkers: Convergence of digital health technologies and biomarkers. *NPJ Digit Med.* 2022 Mar 25;5(1):36.

5. Hampel H, Au R, Mattke S, *et al.* Designing the next-generation clinical care pathway for Alzheimer's disease. *Nat Aging.* 2022 Aug;2(8):692-703.

6. Kourtis LC, Regele OB, Wright JM, Jones GB. Digital biomarkers for Alzheimer's disease: the mobile/ wearable devices opportunity. *NPJ Digit Med.* 2019;2:9.

7. Bachman SL, Blankenship JM, Busa M, *et al.* Capturing Measures That Matter: The Potential Value of Digital Measures of Physical Behavior for Alzheimer's Disease Drug Development. *J Alzheimers Dis.* 2023;95(2):379-389.

8. König A, Linz N, Baykara E, *et al.* Screening over Speech in Unselected Populations for Clinical Trials in AD (PROSPECT-AD): Study Design and Protocol. *J Prev Alzheimers Dis.* 2023;10(2):314-321.

9. Öhman F, Hassenstab J, Berron D, *et al.* Current advances in digital cognitive assessment for preclinical Alzheimer's disease. *Alzheimers Dement (Amst).* 2021 Jul 20;13(1):e12217.

10. Slot RER, Sikkes SAM, Berkhof J, *et al.* Subjective cognitive decline and rates of incident Alzheimer's disease and non-Alzheimer's disease dementia. *Alzheimers Dement.* 2019 Mar;15(3):465-476.

11. Janssen, O, Jansen, WJ, Vos, SJB, *et al.* Characteristics of subjective cognitive decline associated with amyloid positivity. *Alzheimer's Dement.* 2022; 18: 1832-1845.

12. Sánchez-Benavides, G, Salvadó, G, Arenaza-Urquijo, EM, *et al.* Quantitative informant- and self-reports of subjective cognitive decline predict amyloid beta PET outcomes in cognitively unimpaired individuals independently of age and APOE*ε4. *Alzheimers Dement* 2020, 12:e12127

13. López-Martos D, Brugulat-Serrat A, Cañas-Martínez A, *et al.* Reference Data for Attentional, Executive, Linguistic, and Visual Processing Tests Obtained from Cognitively Healthy Individuals with Normal Alzheimer's Disease Cerebrospinal Fluid Biomarker Levels. *J Alzheimers Dis.* 2023;95(1):237-249.

14. Brugulat-Serrat A, Cañas-Martínez A, Canals-Gispert L, *et al.* Enhancing the Sensitivity of Memory Tests: Reference Data for the Free and Cued Selective Reminding Test and the Logical Memory Task from Cognitively Healthy Subjects with Normal Alzheimer's Disease Cerebrospinal Fluid Biomarker Levels. *J Alzheimers Dis.* 2021;84(1):119-128.

15. Terrera GM, Harrison JE, Ritchie CW, Ritchie K. Cognitive Functions as Predictors of Alzheimer's Disease Biomarker Status in the European Prevention of Alzheimer's Dementia Cohort. *J Alzheimers Dis.* 2020;74(4):1203-1210.

16. Molinuevo JL, Gramunt N, Gispert JD, *et al.* The ALFA project: A research platform to identify early pathophysiological features of Alzheimer's disease. *Alzheimers Dement (N Y).* 2016 Mar 3;2(2):82-92.

17. Cummings J, Zhou Y, Lee G, *et al.* Alzheimer's disease drug development pipeline: 2023. *Alzheimers Dement (N Y).* 2023 May 25;9(2):e12385.

18. Rubin R. Much Anticipated Alzheimer Disease Prevention Trial Finds No Clinical Benefit From Drug Targeting Amyloid; Highlights Need to Consider Other Approaches. *JAMA.* 2022 Sep 13;328(10):907-910.

19. Shadyab AH, LaCroix AZ, Feldman HH, *et al.* Recruitment of a multi-site randomized controlled trial of aerobic exercise for older adults with amnestic mild cognitive impairment: The EXERT trial. *Alzheimers Dement.* 2021 Nov;17(11):1808-1817.

20. Ngandu T, Lehtisalo J, Solomon A, *et al.* A 2 year multidomain intervention of diet, exercise, cognitive training, and vascular risk monitoring versus control to prevent cognitive decline in at-risk elderly people (FINGER): a randomised controlled trial. *Lancet.* 2015 Jun 6;385(9984):2255-63.

21. Kivipelto M, Mangialasche F, Snyder HM, *et al.* World-Wide FINGERS Network: A global approach to risk reduction and prevention of dementia. *Alzheimers Dement.* 2020 Jul;16(7):1078-1094.

22. Abbott A. Could drugs prevent Alzheimer's? These trials aim to find out. *Nature.* 2022 Mar;603(7900):216-219.

23. Cummings J, Zhou Y, Lee G, *et al.* Alzheimer's disease drug development pipeline: 2023. *Alzheimers Dement (N Y).* 2023 May 25;9(2):e12385.

24. Petersen RC. How early can we diagnose Alzheimer disease (and is it sufficient)? The 2017 Wartenberg lecture. *Neurology.* 2018 Aug 28;91(9):395-402.

25. Sengupta U, Kayed R. Amyloid β, Tau, and α-Synuclein aggregates in the pathogenesis, prognosis, and therapeutics for neurodegenerative diseases. *Prog Neurobiol.* 2022 Jul;214:102270.

26. Tijms BM, Vromen EM, Mjaavatten O, *et al.* Cerebrospinal fluid proteomics in patients with Alzheimer's disease reveals five molecular subtypes with distinct genetic risk profiles. *Nat Aging.* 2024 Jan;4(1):33-47.

27. Behl T, Kaur I, Sehgal A, *et al.* The road to precision medicine: Eliminating the «One Size Fits All» approach in Alzheimer's disease. *Biomed Pharmacother.* 2022 Sep;153:113337.

28. Bredesen DE, Toups K, Hathaway A, *et al.* Precision Medicine Approach to Alzheimer's Disease: Rationale and Implications. *J Alzheimers Dis.* 2023;96(2):429-437.

29. Zissimopoulos J, Crimmins E, St Clair P. The Value of Delaying Alzheimer's Disease Onset. *Forum Health Econ Policy.* 2014 Nov;18(1):25-39.

30. Martins R, Urbich M, Brännvall K, *et al.* Modelling the Pan-European Economic Burden of Alzheimer's Disease. *JAR Life.* 2022 Nov 15;11:38-46.

Capítulo 7

1. Trafton, A. Decoding the complexity of Alzheimer's disease. *MIT News*, 28 de septiembre de 2023. https://news.mit.edu/2023/decoding-complexity-alzheimers-disease-0928 , con acceso el 12 de febrero de 2024.

2. UNESCO. *Open research data.* Disponible en: https://www.unesco.org/en/open-science/open-research-data , con acceso el 13 de marzo de 2024.

3. Lyall DM, Kormilitzin A, Lancaster C, *et al.* Deep Dementia Phenotyping (DEMON) Network; Llewellyn DJ, Ranson JM. Artificial intelligence for dementia-Applied models and digital health. *Alzheimers Dement.* 2023 Dec;19(12):5872-5884.

4. Tang AS, Rankin KP, Cerono G, *et al.* Leveraging electronic health records and knowledge networks for Alzheimer's disease prediction and sex-specific biological insights. *Nat Aging.* 2024 Feb 21.

5. Vrahatis AG, Skolariki K, Krokidis MG, *et al.* Revolutionizing the Early Detection of Alzheimer's Disease through Non-Invasive Biomarkers: The Role of Artificial Intelligence and Deep Learning. *Sensors (Basel).* 2023 Apr 22;23(9):4184.

6. Badwan BA, Liaropoulos G, Kyrodimos E, *et al.* Machine learning approaches to predict drug efficacy and toxicity in oncology. *Cell Rep Methods.* 2023 Feb 21;3(2):100413.

7. Chang Y, Hawkins BA, Du JJ, *et al.* A Guide to In Silico Drug Design. *Pharmaceutics.* 2022 Dec 23;15(1):49.

8. Shaker B, Ahmad S, Lee J, Jung C, Na D. In silico methods and tools for drug discovery. Comput *Biol Med.* 2021 Oct;137:104851.

9. Zhavoronkov A, Ivanenkov YA, Aliper A, *et al.* Deep learning enables rapid identification of potent DDR1 kinase inhibitors. *Nat Biotechnol.* 2019 Sep;37(9):1038-1040.

10. Sahu M, Gupta R, Ambasta RK, Kumar P. Artificial intelligence and machine learning in precision medicine: A paradigm shift in big data analysis. *Prog Mol Biol Transl Sci.* 2022;190(1):57-100.

11. Center for Alzheimer's and Related Dementias. Why is Artificial Intelligence essential in dementia research? CARD Blog, *National Institutes of Health,* 30 de octubre de 2023. https://card.nih.gov/news-events/card-blog, con acceso el 12 de febrero de 2024.

12. Newby D, Orgeta V, Marshall CR, *et al.* Deep Dementia Phenotyping (DEMON) Network; Llewellyn DJ, Ranson JM. Artificial intelligence for dementia prevention. *Alzheimers Dement.* 2023 Dec;19(12):5952-5969.

13. Cumplido-Mayoral I, García-Prat M, Operto G, *et al.* Biological brain age prediction using machine learning on structural neuroimaging data: Multi-cohort validation against biomarkers of Alzheimer's disease and neurodegeneration stratified by sex. *Elife.* 2023 Apr 17;12:e81067.

14. Cumplido-Mayoral I, Brugulat-Serrat A, Sánchez-Benavides G, *et al.* Neuroimaging-Derived Biological Brain Age Mediates the Association between Alzheimer's Disease Risk Factors and Cognitive Decline in Middle-Aged Asymptomatic Individuals. *The Lancet* (preprint, en proceso de publicación).

15. Astell AJ, Bouranis N, Hoey J, *et al.* Technology and Dementia: The Future is Now. *Dement Geriatr Cogn Disord.* 2019;47(3):131-139.

16. Mihailidis A, Boger JN, Craig T, Hoey J. (2008). The COACH prompting system to assist older adults with dementia through handwashing: an efficacy study. *BMC Geriatr.* 2008 Nov 7;8:28.

17. Ngandu T, Lehtisalo J, Solomon A, *et al.* (2015). A 2 year multidomain intervention of diet, exercise, cognitive training, and vascular risk monitoring versus control to prevent cognitive decline in at-risk elderly people (FINGER): a randomised controlled trial. *Lancet.* 2015 Jun 6;385(9984):2255-63.

18. Sekhon H, Dickinson RA, Kimball JE, *et al.* Safety Considerations in the Use of Extended Reality Technologies for Mental Health with Older Adults. *Am J Geriatr Psychiatry.* 2024 Jan 11:S1064-7481(24)00010-1.

19. Olaizola B. Los cuidados del futuro: ¿pueden los robots atender a personas mayores o enfermas? *Elpais.com*, 21 de diciembre de 2023, con acceso el 13 de marzo de 2024.

20. Broadbent E, Billinghurst M, Boardman SG, Doraiswamy PM. Enhancing social connectedness with companion robots using AI. *Sci Robot.* 2023 Jul 12;8(80):eadi6347.

21. Berridge C, Turner NR, Liu L, *et al.* Preliminary Efficacy of Let's Talk Tech: Technology Use Planning for Dementia Care Dyads. *Innov Aging.* 2023 Mar 2;7(3):igad018.

22. Turner NR, Berridge C. How I want technology used in my care: Learning from documented choices of people living with dementia using a dyadic decision-making tool. *Inform Health Soc Care.* 2023 Oct 2;48(4):387-401.

23. Takahashi K, Yamanaka S. Induction of pluripotent stem cells from mouse embryonic and adult fibroblast cultures by defined factors. *Cell.* 2006 Aug 25;126(4):663-76.

24. Lancaster MA, Renner M, Martin CA, *et al.* Cerebral organoids model human brain development and microcephaly. *Nature.* 2013 Sep 19;501(7467):373-9.

25. Chen H, Jin X, Li T, Ye Z. Brain organoids: Establishment and application. *Front Cell Dev Biol.* 2022 Nov 23;10:1029873.

26. Eichmüller OL, Knoblich JA. Human cerebral organoids - a new tool for clinical neurology research. *Nat Rev Neurol.* 2022 Nov;18(11):661-680.

27. Sreenivasamurthy S, Laul M, Zhao N, *et al.* Current progress of cerebral organoids for modeling Alzheimer's disease origins and mechanisms. *Bioeng Transl Med.* 2022 Aug 2;8(2):e10378.

28. Sun XY, Ju XC, Li Y, *et al.* Generation of vascularized brain organoids to study neurovascular interactions. *Elife.* 2022 May 4;11:e76707.

29. Smith EE, Greenberg SM. Beta-amyloid, blood vessels, and brain function. *Stroke.* 2009 Jul;40(7):2601-6.

30. Lin YT, Seo J, Gao F, *et al.* APOE4 Causes Widespread Molecular and Cellular Alterations Associated with Alzheimer's Disease Phenotypes in Human iPSC-Derived Brain Cell Types. *Neuron.* 2018 Jun 27;98(6):1141-1154.e7.

31. Cattaneo A, Cattane N, Galluzzi S, *et al.* Association of brain amyloidosis with pro-inflammatory gut bacterial taxa and peripheral inflammation markers in cognitively impaired elderly. *Neurobiol Aging.* 2017 Jan;49:60-68.

32. Park J-C, Mook-Jung I. Toward brain organoid-based precision medicine in neurodegenerative diseases. *Organoid* 2022;2:e21.

Lista de autores

Coordinadores

Arcadi Navarro Cuartiellas
Director general de la Fundación Pasqual Maragall. Catedrático
de Genética de la Universitat Pompeu Fabra. ICREA.

Nina Gramunt Fombuena
Neuropsicóloga experta en formación y divulgación. Fundación
Pasqual Maragall.

Colaboradores

Anna Brugulat-Serrat
Neuropsicóloga clínica e investigadora. Barcelonaβeta Brain
Research Center.

Carolina Minguillon
Responsable de la Oficina de Gestión de la Investigación.
Barcelonaβeta Brain Research Center. Fundación Pasqual Maragall

Gonzalo Sánchez-Benavides
Neuropsicólogo e investigador del grupo de investigación clínica
y en factores de riesgo para enfermedades neurodegenerativas.
Barcelonaβeta Brain Research Center. Instituto de investigación
Hospital del Mar.

Juan Domingo Gispert
Líder del grupo de neuroimagen. Barcelonaβeta Brain Research Center.

Karine Fauria
Directora de la Unidad de Coordinación Científica. Barcelonaβeta Brain Research Center.

Marc Suárez Calvet
Neurólogo, líder del grupo de biomarcadores en fluidos y neurología traslacional. Barcelonaβeta Brain Research Center. Hospital del Mar.

Marta del Campo Milan
Responsable de la plataforma de biomarcadores en biofluidos e investigadora. Barcelonaβeta Brain Research Center

Natàlia Vilor-Tejedor
Líder del grupo de Neuroepidemiología Genética y Estadística. Barcelonaβeta Brain Research Center. Departamento de Genética, Radboud University, Netherlands.

Oriol Grau Rivera
Neurólogo, líder del grupo de investigación clínica y en factores de riesgo para enfermedades neurodegenerativas. Barcelonaβeta Brain Research Center. Hospital del Mar.

Pablo Villoslada
Jefe del Servicio de Neurología y director del programa de neurociencias. Hospital del Mar.

Colaboración en redacción y edición científica: Ana Belén López Rodríguez.

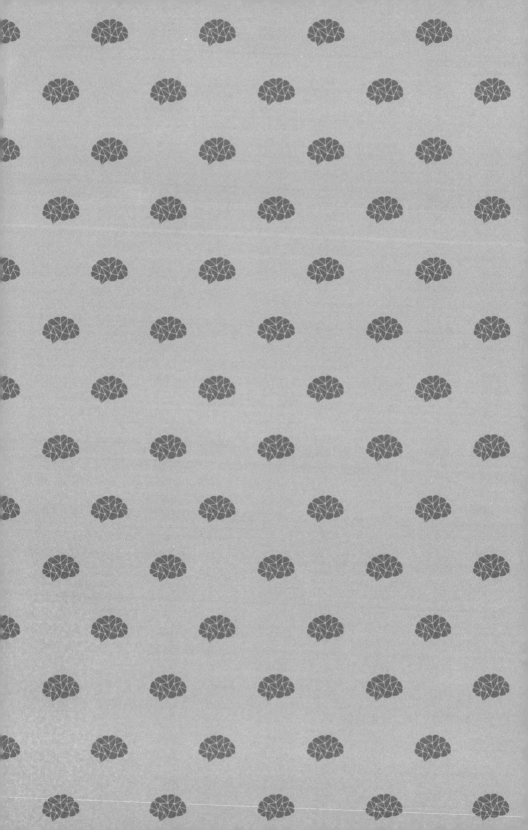

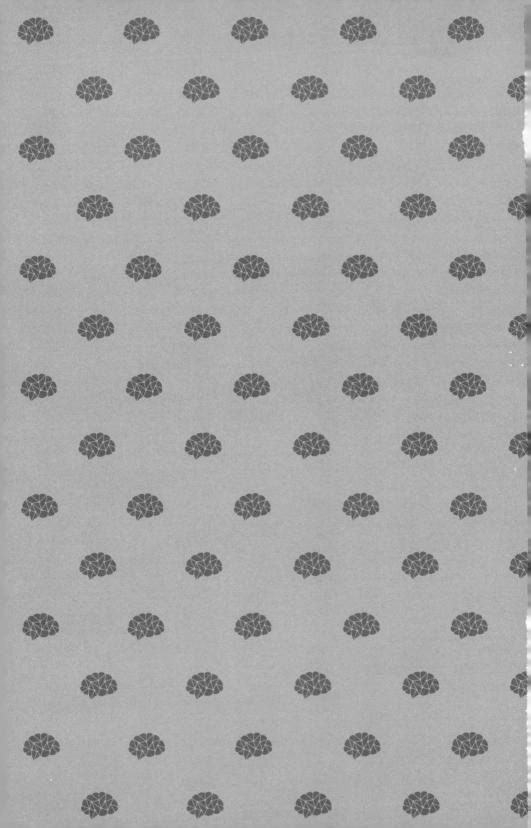